Pflegeplanung

Eine Anleitung für die Praxis

Verena Fiechter,
Martha Meier,
Schweizerisches Rotes Kreuz,
Kaderschule für die Krankenpflege,
Zürich

Redaktion: Dr. H.-R. Wyss, ‹ROCOM›
Gestaltung: G. Tschopp, ‹ROCOM›

ROCOM

ROCOM = Trade Mark

Printed in Germany

ISBN 3-7244-8574-3

Pflegeplanung

Inhaltsverzeichnis Seite

Vorwort

Warum schreiben wir dieses Buch?
Seit zehn Jahren unterrichten wir Krankenpflege und Pflegeplanung in den Kursen für Stationsschwestern und -pfleger sowie in den Jahreskursen der Kaderschule für die Krankenpflege in Zürich. Wir sehen, dass unterdessen viele unserer Kolleginnen und Kollegen die systematische Planung der Pflege in der Praxis fördern und diese ihrerseits an Schüler und diplomiertes Pflegepersonal weitergeben. Gerne stellen wir unsere im Laufe der Zeit erarbeiteten Grundlagen zu diesem Zweck zur Verfügung. Unsere Erkenntnisse verdanken wir der stetigen Auseinandersetzung mit den krankenpflegerischen Problemen der zahlreichen Stationsschwestern und -pfleger, den Oberschwestern und -pflegern sowie den Lehrerinnen und Lehrern für Krankenpflege, die in diesen Jahren die Schule durchlaufen haben. Die Unterrichtsskripte sind weitgehend aus den jeweiligen Lernbedürfnissen unserer Kursteilnehmer und in der Zusammenarbeit mit ihnen und verschiedenen Kolleginnen aus dem Team der Kaderschule entstanden.

Es ist unsere Absicht, eine praktische Anleitung für die patientenzentrierte Pflege mittels Pflegeplanung zu schaffen. Einschlägige Literatur ist meist nur in englischer Sprache erhältlich, und wörtliche Uebersetzungen dienen unserer Krankenpflege nicht direkt, weil sie zuerst auf die Situation im deutschen Sprachraum übertragen werden müssen.

Wir haben uns zwar an der Fachliteratur orientiert und erläutern moderne Auffassungen von Gesundheit und Krankheit, die einer ganzheitlichen Pflege zugrunde liegen. Wir versuchen aber, eine eigene Auffassung von der Krankenpflege zu formulieren und daraus ein Pflegemodell zu entwickeln. Das Schwergewicht legen wir auf die praktische Anleitung zur Pflegeplanung im stationären Bereich oder beim Patienten zu Hause, und wir beschreiben die verschiedenen Schritte, die zum Vollziehen des gesamten Pflegeprozesses notwendig sind:

- Informationssammlung
- Erfassen der Probleme und Ressourcen des Patienten
- Zielsetzung - Pflegeziel
- Planung der Pflegemassnahmen
- Durchführung der Pflege
- Beurteilung der Pflegewirkung

Die Anleitung zur Pflegeplanung gilt für alle Pflegebereiche und kann bei Kindern und Erwachsenen angewandt werden.

Wir versuchen, den Pflegeprozess bei konkreten Fällen darzustellen, so wie er in den Pflegeblättern festgehalten werden kann. Die Beispiele entstammen der Praxis der Kursteilnehmer und eigenen Erfahrungen; sie beziehen sich auf die Pflege im chirurgischen, medizinischen, geriatrischen, pädiatrischen, psychiatrischen Bereich, auf die Wochenpflege und auf die Pflege zu Hause. Sie sind bewusst einfach und knapp gehalten, mit Hinweisen auf mögliche Vereinfachungen und rationelle Formulare. Auf die besonderen Erfordernisse von Intensivpflegestationen (Ueberwachungsblätter usw.) können wir in diesem Buch nicht eingehen.

Das Hauptgewicht der Anleitung liegt auf dem Problemlösungsprozess. Der Beziehungsaspekt in der Pflege wird betont. Auf eine Anleitung dafür muss aber in diesem Rahmen verzichtet werden, weil für diesen Bereich genügend deutschsprachige Literatur vorliegt. Um der Vereinfachung willen verwenden wir im Text nur den Begriff der Krankenschwester, meinen aber immer auch den Krankenpfleger. Wir gehen bewusst nicht auf eine Differenzierung zwischen den Kompetenzbereichen verschiedener Kategorien von Pflegepersonal ein, da dies einer eigenen Abhandlung bedarf.

Wir danken folgenden Personen
für das kritische Durchlesen des Manuskripts:
Annemarie Kesselring, Lehrerin der Kaderschule für die Krankenpflege, Zürich;
Ruth Quenzer, Rektorin der Kaderschule für die Krankenpflege, Zürich;
Martina Merz-Staerkle, Lehrerin für allgemeine Krankenpflege, St. Gallen;
Gerhard Dambach, Korrektor, F. Hoffmann-La Roche & Co. AG, Basel;

für das Bearbeiten von Fallbeispielen:
Judith Scheidegger-Blättler, Lehrerin für Kinderkrankenpflege, Zürich;
Severin Salizzoni, Stationspfleger, Psychiatrische Klinik Hard, Embrach;

für Stellungnahmen und Anregungen:
Dr. med. Hans Güntert, Chefarzt am Spital Wil;
Sr. Marie-Basile Mutz, Gesundheitsschwester, Basel.

Zürich, Juli 1981

Verena Fiechter,
Martha Meier

1. Theoretische Grundlagen

1.1 Was ist Krankenpflege? Ein kleiner geschichtlicher Rückblick

Wenn wir die Frage stellen: "Was ist Krankenpflege?", dann müssen wir als erstes festhalten, dass sich die Definition der Krankenpflege im Laufe der Zeit wandelt. Die Krankenpflege war schon immer beeinflusst von den vorherrschenden Auffassungen über Gesundheit und Krankheit in einer bestimmten Epoche. Die bekannteste Autorin der Neuzeit, die sich um eine Definition des Begriffs "Krankenpflege" bemühte, war zweifellos Florence Nightingale. 1859 erschien ihr Lehrbuch Notes on Nursing, das bereits 1861 ins Deutsche übersetzt wurde. Ihre Krankenpflegetheorie steht im Einklang mit den Auffassungen ihrer Zeit: Der Mensch ist dem Naturgeschehen ausgeliefert, ob er gesund oder krank ist. Etwas von aussen dringt auf ihn ein und macht ihn krank. Vielleicht stirbt er, vielleicht wird er auch wieder gesund. Weil über Krankheitsursachen wenig bekannt ist, weiss man auch nichts von Prophylaxe. Unter Krankenpflege versteht Florence Nightingale, "dem Patienten die bestmöglichen Bedingungen schaffen, damit die Natur auf ihn einwirken kann". Die hygienischen Verhältnisse sind zu dieser Zeit sehr schlecht. Also fordert Florence Nightingale von der Krankenschwester, die Umgebung so zu gestalten, dass die natürlichen Heilkräfte auf den Kranken einwirken können. Sie soll besorgt sein um frische Luft, reines Wasser, Abfluss der Abwässer, Reinlichkeit, Licht, vor allem Sonnenlicht, Ruhe, sauberes Bett und Zimmer, gute Hautpflege, zuträgliche Ernährung, Abwechslung, Schönheit, Blumen. Besonderes Gewicht legt sie auf die gute Beobachtung. Die Schwester soll stets über den Kranken wachen, ihn nie allein lassen, seine Bedürfnisse feststellen, alles an seinen Lippen ablesen, ohne dass er es erst aussprechen muss. Wenn Florence Nightingale vom Wesen der Krankenpflege spricht, versteht sie darunter eine Kunst, eine Sorgfalt im Beobachten, im Sich-Einfühlen, im Handeln.

Lange Zeit blieb es bei diesem Krankenpflegemodell, mit dem Hauptgewicht auf Anleitung zum sorgfältigen Beobachten und zur Ausführung von Pflegeverrichtungen: "Etwas tun für den Kranken". Die Krankenpflegelehrbücher bestehen bis in die fünfziger Jahre unseres Jahrhunderts hinein vor allem aus Aufzählungen von pflegerischen Handlungen und Beschreibungen von Methoden.

Die Entwicklung der Naturwissenschaften und der medizinischen Technologie hat im zwanzigsten Jahrhundert einen so grossen Einfluss auf die Krankenpflege, dass diese sich immer mehr auf das medizinische Modell ausrichtet. Die Lehrbücher der Krankenpflege werden ebenfalls nach Organsystemen des Menschen, nach entsprechenden Krankheiten und medizinischen Spezialgebieten eingeteilt. Die Rolle der Schwester ist demnach vor allem das Beobachten von Symptomen zuhanden der Aerzte und das Ausführen ihrer Verordnungen. Die Schwester wird mehr und mehr zur Gehilfin des Arztes und übernimmt zunehmend ärztliche Verrichtungen. In der Krankenpflegeausbildung wird grosses Gewicht auf das Verstehen von naturwissenschaftlichen Prinzipien und auf die Krankheitslehre gelegt. Der Unterricht wird vorwiegend von Aerzten erteilt, und im Vordergrund steht die Behandlung der Krankheit. Es werden Spezialausbildungen geschaffen für Schwestern und Pfleger, die im Operationssaal, in der Anästhesie und in der Intensivpflege tätig sind.

In den sechziger Jahren wird das Verständnis der Krankenpflege grundlegend durch die Prinzipien der humanistischen Psychologie beeinflusst (Carl Rogers, Maslow). Hildegard Peplau[10] hat schon 1952 ein Krankenpflegelehrbuch unter dem Titel Interpersonal Relations in Nursing (Zwischenmenschliche Beziehungen in der Krankenpflege) in Amerika herausgegeben, wo sie die Krankenpflege als "Beziehungsprozess" definiert. Für die Schwester steht im Vordergrund der Patient als Mensch mit seinen physischen, psychischen und sozialen Bedürfnissen und nicht in erster Linie die Diagnose seiner Krankheit. Es besteht die Auffassung, dass die Schwester und ihre Beziehung zum Patienten einen entscheidenden therapeutischen Einfluss auf sein Wohlbefinden und seine Heilung haben und dass die Schwester ein Klima schafft, in dem auch die Wirksamkeit der ärztlichen Behandlung unterstützt wird. Weitere Krankenpflegetheorien entwickelten sich nach dem Bedürfnis- und Beziehungsmodell (Abdella[4], Henderson[5], Orlando[9], Travelbee[16]). Um eine sogenannte helfende Beziehung aufbauen zu können, muss die Schwester selbst ihre eigenen Bedürfnisse kennen und akzeptieren sowie an ihrer Persönlichkeit arbeiten. In den Lehrplänen der Krankenpflegeschulen werden in der Folge mehr sozialwissenschaftliche Fächer wie Psychologie und Soziologie sowie Techniken der Gesprächsführung eingebaut.

In den siebziger Jahren wird die Krankenpflege von den Erkenntnissen der psychosomatischen Ganzheitsmedizin und der Stressforschung beeinflusst. Der Mensch wird vermehrt als ganzheitliches Wesen gesehen, das in ständiger Wechselwirkung mit seiner Umwelt steht und sich dauernd mit inneren und äusseren Veränderungen auseinandersetzen muss. In seinem Leben ist der Mensch immer wieder neuen Belastungen ausgesetzt (Stress). Er ist in demjenigen Ausmass gesund, als es ihm gelingt, sich den Veränderungen sinnvoll anzupassen, Belastungen zu bewältigen durch die Problemlösung und das Lernen von neuen Verhaltensweisen. Gelingt ihm dies nicht, wird er krank. Verschiedene Krankenpflegetheorien entstehen, die auf diesen Erkenntnissen aufbauen (King[6], Levine[7], Rogers[13], Roper[14], Roy[15]). Im Mittelpunkt des Interesses der Schwester steht der Mensch, insbesondere derjenige, der Gesundheits- oder Beziehungsprobleme hat, und seine Umwelt. Ihre Hauptaufgabe ist es, dem ihr anvertrauten Menschen in seinem Anpassungsprozess beizustehen und ihm zu helfen, in einem physischen, psychischen und sozialen Gleichgewicht zu bleiben oder ein neues Gleichgewicht zu finden, wenn er mit bleibenden Behinderungen leben muss. Die Krankenpflege wird als Beziehungsprozess und als Problemlösungsprozess gesehen, in dem die Schwester einen eigenen Beitrag zum Wohlbefinden des Patienten erbringen kann, der von dem des Arztes verschieden ist. Somit wird die Schwester nicht mehr nur als Gehilfin, sondern als Partnerin des Arztes betrachtet. Die Krankenpflegeschulen bemühen sich heute, Lehrpläne zu entwickeln, in denen sowohl das exakte naturwissenschaftliche Denken und das Beherrschen sicherer Pflegetechniken als auch mitmenschliche Zuwendung, Beratung und Begleitung einen gleichwertigen Platz haben. Die systematische patientenorientierte Pflegeplanung im Sinne der Problemlösung wird immer wichtiger, da die Erkenntnis wächst, dass in unserer sich rasch wandelnden Welt bisherige Erfahrungen und feste Methoden schnell überholt sind. Der Schwester muss ein Instrument in die Hand gegeben werden, das ihr erlaubt, in jeder Situation flexibel und angepasst zu handeln.

1.2 Leitbilder und Definitionen

1.21 Der gesunde Mensch - Gesundheit

Der Mensch ist gesund,
- wenn er seinem Alter entsprechend biologisch funktionsfähig ist;
- wenn er in den Aktivitäten des täglichen Lebens selbständig ist oder ausfallende Funktionen sinnvoll kompensieren kann;
- wenn er denken, entscheiden, sich Ziele setzen und handeln kann;
- wenn er mit seinen Gefühlen und seinen Problemen umgehen und Sinn in seinem Leben finden kann;
- wenn er Beziehungen zu seinen Mitmenschen herstellen, konstruktiv gestalten und auch Konflikte aushalten kann;
- wenn er sich veränderten Lebens- und Umweltbedingungen sinnvoll anpassen kann.

Der Mensch reagiert ganzheitlich auf innere und äussere Ereignisse, und sein momentanes Erleben ist von früheren Erfahrungen geprägt. Der Mensch hat grundlegende Rechte im Zusammenhang mit der Gesundheit: das Recht auf Freiheit und Selbstbestimmung, das Recht auf angemessene Information und das Recht auf Respektierung seiner menschlichen Würde.

Gesundheit ist kein statischer Zustand, sondern stellt ein dynamisches Gleichgewicht im Befinden des Menschen dar. Sie ist ein Zustand relativer Harmonie zwischen den physischen, psychischen und sozialen Bereichen der Person und zwischen der Person und der Umwelt. Gesundheit ist ein zum Teil selbstgesteuerter Prozess der Anpassung (Adaptation) des Menschen an seine altersgemässen Entwicklungsphasen, an physische, psychische und soziale umweltbedingte Einflüsse und an die sich verändernden Lebensbedingungen. Gesundheit und Krankheit sind nicht unabhängig voneinander zu begreifen, sondern stellen verschiedene Grade des menschlichen Wohlbefindens dar. Der Mensch

Gesundheit Wohlbefinden	⟷	Krankheit Beeinträchtigtes Wohlbefinden

bewegt sich in seinem Leben immer irgendwo auf einem Kontinuum zwischen vollständiger Gesundheit und Krankheit beziehungsweise Tod.

1.22 Der kranke Mensch - Krankheit

Unter Krankheit verstehen wir eine Störung in der Anpassungsfähigkeit des Menschen an physische, psychische und soziale Veränderungen. Der kranke Mensch leidet unter entsprechenden Symptomen, die zu einer Einschränkung der Möglichkeiten, sein Leben zu gestalten, führen. Krankheit bedeutet für ihn beeinträchtigtes Wohlbefinden, Leiden und Schmerzen.
Sie bedeutet auch Lebensbedrohung, weil sie ein Prozess ist, der zum Tode führen kann. Krankheit kann Veränderungen in der Selbstwahrnehmung, in den Lebenszielen, in den sozialen Beziehungen, in der gesellschaftlichen Rolle, in der wirtschaftlichen Lage zur Folge haben.

Falls die bisherigen Verhaltensweisen des kranken Menschen, seine Selbsthilfe, die Hilfe seiner Angehörigen oder Nachbarn nicht mehr ausreichen, gerät er in eine Krise und braucht Hilfe von aussen, das heisst die Intervention von Fachleuten. Er kommt in eine Situation der relativen Abhängigkeit hinein.

Vollständige Unabhängigkeit	Teilweise Unabhängigkeit	Vollständige Abhängigkeit

Der Grad seiner Abhängigkeit hängt unter anderem von seinem Lebensalter und von der Verfügbarkeit seiner Fähigkeiten und Möglichkeiten ab. Vollständig abhängig und hilfsbedürftig sind zum Beispiel Säuglinge, manche alte und gebrechliche Menschen, geistig oder/und körperlich Schwerbehinderte, Bewusstlose und Sterbende.

Die Krankheitsentstehung scheint nach neuester Forschung ein Prozess zu sein, der auf vielfältige Einflüsse, Risikofaktoren genannt, zurückzuführen ist, denen der Mensch in seinem Leben ausgesetzt ist.

Risikofaktoren können sein[24]:

genetische Bedingungen	Erbfaktoren
soziale Umweltfaktoren	Art der Sozialisation, Sitten, Lebensweise, Stress verursachende Ereignisse, technische Entwicklung
psychische Faktoren	Emotionen, Aufregungen, Angst, Spannung, Erleben und Verarbeiten von lebenverändernden Ereignissen

physische Umweltfaktoren	Infektionserreger, Parasiten, Temperaturen, Strahlen, chemische Stoffe, Gifte, Unfälle, Traumen

Normalerweise hat der Mensch Widerstandskräfte gegen schädliche Faktoren, er kann psychische Belastungen verarbeiten und kompensieren. Eine gewisse Spannung ist sogar notwendig zur Aufrechterhaltung des Lebens und zur Weiterentwicklung des Menschen. Das Zusammentreffen mehrerer Risikofaktoren, die Häufigkeit von lebenverändernden Umständen, die Intensität und die Dauer von Belastungen können jedoch die individuelle Toleranz und Adaptationsfähigkeit überschreiten und Stress sowie psychische und physische Defekte bewirken, die zu entsprechenden Symptomen einer akuten oder chronischen Krankheit führen können. Krankheitsentstehung scheint eng mit der Lebenssituation eines Menschen und mit der Bedeutung, die Veränderungen für ihn haben, zusammenzuhängen[23].

1.23 Gesundheits- und Krankenpflege

Gesundheits- und Krankenpflege geschieht sowohl zu Hause in der eigenen Umgebung des Patienten als auch in Spitälern, psychiatrischen Kliniken, Alters- und Pflegeheimen, Rehabilitationsstätten usw.

Gesundheitspflege ist die Bemühung um die Erhaltung und die Förderung der Gesundheit sowie die Verhütung von Krankheit bei Menschen aller Altersstufen durch Beratung, Gesundheitserziehung und präventive Massnahmen.

Krankenpflege ist Hilfeleistung an Menschen aller Altersstufen im Zustand von Krankwerden, Kranksein, Gesundwerden, Krankbleiben oder Sterben. Sie hat zum Ziel,

- dem Kranken das Gesundwerden und dem Genesenen das Gesundbleiben zu ermöglichen;
- den Betroffenen im Zustand von Krank- oder Behindertbleibenmüssen auf seinem Weg zur grösstmöglichen Selbständigkeit und Neuorientierung in seinem Leben zu begleiten;
- dem Sterbenden bis zu seinem Tode die Würde seines Menschseins zu wahren.

1.24 Die Rolle der Krankenschwester

Die Krankenschwester steht dem ihr anvertrauten Menschen bei in seiner Bemühung um Gesundheit und in seiner Auseinandersetzung mit Krankheit, Schmerz, Leiden und Sterben. Sie unterstützt ihn in seinem Anpassungsprozess an körperliche, seelische und soziale Veränderungen, die im Zusammenhang mit Krankheit und Alter eintreten.

Sie tritt in eine Beziehung zum Patienten und erfährt von ihm, was er in seiner momentanen Situation braucht. Sie klärt den Grad seiner Hilfsbedürftigkeit ab, erfasst seine Ressourcen (Fähigkeiten und Möglichkeiten), erkennt seine Bedürfnisse und Probleme sowie die Zusammenhänge zwischen den Problemen. Sie stellt möglichst unter Einbeziehung des Patienten und seiner Angehörigen individuelle Ziele auf und plant die entsprechenden Pflegemassnahmen.

Sie führt die pflegerischen Massnahmen fachgerecht durch. Diese bestehen neben exakten technischen Verrichtungen im wesentlichen aus Zuhören und Gespräch, Gewähren mitmenschlicher Zuwendung und Begleitung, Beratung und Information, Anleitung zu angepasster Lebensweise, Unterstützung bei den Aktivitäten des täglichen Lebens, die der Patient infolge seines Zustandes nicht mehr allein vollbringen kann, Aktivierung der erhaltenen Kräfte mit dem Ziel möglichster Wiederherstellung der gesunden Körperfunktionen, der geistigen Fähigkeiten, der Beziehungen zur Umwelt.

Je nach Zustand des Patienten wird die Krankenschwester zeitweise stellvertretend für ihn tätig sein müssen (zum Beispiel bei einem Bewusstlosen), vorwiegend wirkt sie aber unterstützend und die Selbständigkeit fördernd. Oft muss sie einem Menschen helfen, auch mit unvermeidlichen Abhängigkeiten und Einschränkungen leben zu lernen. Den Sterbenden und seine Angehörigen begleitet sie und bereitet ihnen eine würdige Umgebung.

Sie arbeitet eng mit dem Arzt und mit Mitgliedern anderer medizinischer und therapeutischer Berufsgruppen zusammen. Sie unterstützt den Arzt in seinen diagnostischen und therapeutischen Bemühungen um den Patienten, führt seine Verordnungen aus und überwacht die Lebensfunktionen und Reaktionen des Patienten. Sie koordiniert die Dienstleistungen, die der Patient bekommt, tritt für seine Interessen ein und sorgt dafür, dass er über Sinn und Zweck der Massnahmen angemessen informiert wird. Sie sorgt auch für eine Kontinuität der Betreuung, solange sie der Patient braucht.

Sie beurteilt die Wirkung, die die Pflege auf den Patienten hat, und passt die pflegerischen Massnahmen der veränderten Situation und dem veränderten Befinden an. Die Krankenschwester leitet Schüler und Mitarbeiter zu kompetenter Pflege an.

Zusammen mit dem Pflegeteam beurteilt sie laufend die materiellen, personellen und organisatorischen Bedingungen, unter denen die Pflege stattfindet, und sie setzt sich für alle Verbesserungen ein, welche eine patientenorientierte Pflege fördern.

1.3 Die Bedeutung der Krankenpflege in bezug auf ihre Eigenständigkeit

Eigenständigkeit heisst Selbständigkeit im Uebernehmen von Aufgaben, im Treffen von Entscheidungen, in Zielsetzung und Planung, Uebernahme der Verantwortung für die Folgen getroffener Entscheidungen, Rechenschaftspflicht gegenüber Klient, Behörden, Gesetz.

Wir können in der Krankenpflege in bezug auf Eigenständigkeit drei Bereiche unterscheiden:

1. Unabhängiger Handlungsbereich:
   Die Krankenschwester ist selbstbestimmend, sie nimmt selbständig die Bedürfnisse des Patienten wahr und entscheidet, ob und wie sie handeln will. Dies ist der mitmenschliche Bereich und der Bereich der Aktivitäten des täglichen Lebens: direkter Kontakt zu Patienten und Angehörigen, mitmenschliche Zuwendung und Begleitung, Zuhören und Gespräch, patientengerechte Information und Beratung, Anleitung zu gesunder Lebensweise, Unterstützung bei den alltäglichen Verrichtungen und Kompensation von ausfallenden Funktionen, Gestaltung seiner Umwelt, Aktivierung zu einer für den Patienten sinnvollen Beschäftigung, Erhaltung seiner Beziehungen, Lebenshilfe zu Hause bei alten und behinderten Menschen.

2. Abhängiger Handlungsbereich:
   Der Arzt trifft die Entscheidungen: Hier unterstützt die Schwester den Arzt in seinen diagnostischen und therapeutischen Aufgaben. Ausführung ärztlicher Verordnungen und Kontrollen, Intensivbehandlung und -pflege.

3. <u>Gemeinsamer, interdisziplinärer Handlungsbereich</u>:
Entscheidungen in bezug auf Rehabilitation müssen von allen an der Behandlung des Patienten beteiligten Personen getroffen werden: Arzt, Krankenpflegepersonal, Sozialarbeiter, Seelsorger, Psychologe, Physiotherapeut, Ergotherapeut, Diätassistentin, zu Hause auch Hauspflegerin, Haushalthilfe, Betagtenhilfe usw.

Je nachdem, wo die Krankenschwester arbeitet, wird das Schwergewicht mehr im einen oder anderen Handlungsbereich liegen:

- In einem Akutkrankenhaus, besonders in einer Universitätsklinik, wird der abhängige Bereich am grössten sein.

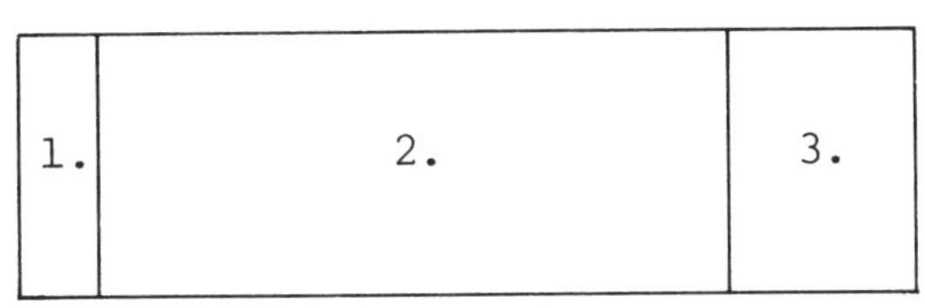

- In einem Pflegeheim oder in der Haus- und Gemeindepflege wird der unabhängige Bereich am grössten sein.

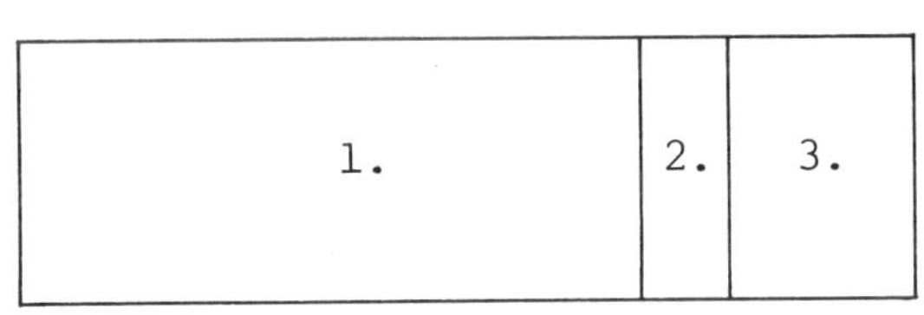

- In einer Rehabilitationsstätte oder in einer psychiatrischen Klinik wird der gemeinsame, interdisziplinäre Bereich das grösste Gewicht haben.

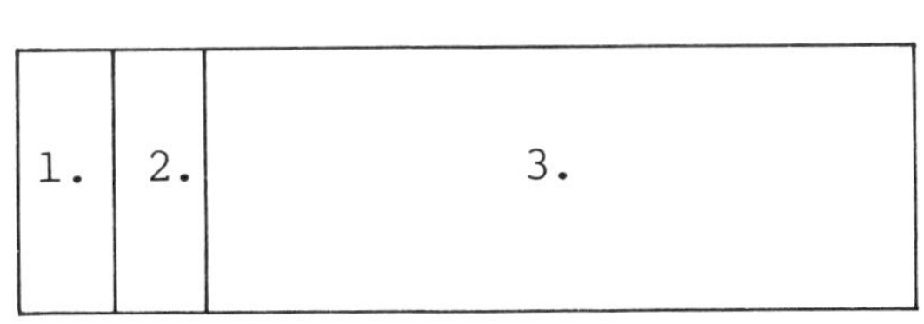

1.4 Die Bedeutung der Krankenpflege in bezug auf ihren Wirkungsbereich

Der Wirkungsbereich der Krankenpflege hängt vom Selbstverständnis seiner Berufsangehörigen ab.

Wenn Krankenschwestern und -pfleger ihre Aufgabe vorwiegend in der Assistenz des Arztes sehen mit dem Ziel, immer mehr ärztliche Verrichtungen delegiert zu bekommen, so bleibt ihr Wirkungsbereich begrenzt, dem Arzt untergeordnet und fremdbestimmt. Die Tätigkeit hat dann überwiegend kurativen Charakter und ist hauptsächlich auf die Krankheit ausgerichtet. Der Patient kommt in die Obhut des Pflegepersonals, wenn er bereits krank ist, und er verlässt die Pflege, wenn die ärztliche Behandlung beendet ist. Dies ist heute noch die Regel in den meisten stationären Einrichtungen unseres Gesundheitssystems, vor allem in den Akutspitälern, wo der grösste Teil des Krankenpflegepersonals angestellt ist. Pflege in der Akutphase einer Krankheit, die höchste technische Qualifikation verlangt, ist immer noch das bevorzugte Tätigkeitsgebiet des Pflegepersonals.

Laut Weltgesundheitsorganisation bedürfen aber nur 15% aller Krankheitsfälle einer Hospitalisation. Es besteht zudem die Tendenz, hospitalisierte Patienten immer früher zu entlassen (die durchschnittliche Aufenthaltsdauer im Spital nimmt ab), anderseits die Hospitalisation zu vermeiden, um so vor allem Kindern und alten Leuten die Chance zu geben, in ihrem gewohnten Milieu zu bleiben. Das Bedürfnis nach spitalexterner Pflege und Betreuung nimmt daher zu.

Dies ist ein Bereich, in dem die Krankenpflege ihre Möglichkeiten zu eigenständigem Handeln noch entwickeln kann und muss. Wo es für den Arzt nicht mehr viel zu tun gibt, hat die Krankenschwester noch viele Möglichkeiten, ihr pflegerisches Können und ihr menschliches Sein hilfreich einzusetzen. Denn der Patient und seine Angehörigen brauchen gerade dann eine pflegerische Betreuung und Beratung, wenn die ärztliche Behandlung beendet ist und nur noch von Zeit zu Zeit ärztliche Kontrollen nötig sind, wenn der Betroffene mit bleibenden Einschränkungen leben muss, wenn er alt und gebrechlich ist oder im Sterben liegt. Diese Menschen brauchen nicht in erster Linie die Errungenschaften der Spitzenmedizin, sondern Hilfe in einer schwierigen Phase ihres Lebens. Krankenschwestern und -pfleger haben also eine Aufgabe in allen Bereichen der Gesundheitsversorgung einer Bevölkerung. Sie können dort den Menschen, die dies nötig haben, Alltagshilfe und damit auch Lebenshilfe leisten.

Die Bedürfnisse nach Gesundheitsversorgung einer Bevölkerung sind:

- Gesunderhaltung;
- Vorbeugung, Erkennen von Risikofaktoren;
- Behandlung einer Krankheit;
- Rehabilitation;
- Erleichterung bei chronischen Leiden;
- Hilfe bei der Anpassung an eine eingeschränkte Lebensweise;
- Begleitung im Sterben.

Um solche Aufgaben überhaupt wahrnehmen zu können, braucht das Krankenpflegepersonal:

- eine andere Sicht der Krankenpflege als bisher; heute ist eine Krankenpflege vonnöten, die sich an den gesamten Gesundheitsbedürfnissen des Patienten orientiert und nicht nur an der Akutphase einer Krankheit, an der Diagnose und an den Erwartungen des Arztes;
- eine dem ganzheitlichen Konzept der Krankenpflege entsprechende Ausbildung, in der die soziale Kompetenz und die Kommunikationsfähigkeit ebenso wichtige Anforderungen sind wie die technischen Fertigkeiten und in der von Anfang an die Pflege als Problemlösungsprozess geübt wird;
- eine dem ganzheitlichen Konzept entsprechende, systematisch aufgebaute Pflegeplanung, die sowohl im Spital wie im Pflegeheim oder zu Hause angewandt werden kann.

1.5 Wann ist die Patientenbetreuung ganzheitlich?

Sie ist es erst dann, wenn der Patient die Dienstleistungen, die er empfängt, auch als ganzheitlich und koordiniert empfindet.

Ganzheitlich ist die Betreuung nur, wenn der Arzt und alle anderen Mitarbeiter aus dieser umfassenden Sicht heraus gemeinsam patientengerechte Ziele aufstellen und ihre Arbeit aufeinander abstimmen zum Wohle des Patienten. Der Idealfall ist ein gemeinsames problemorientiertes Vorgehen in einem interdisziplinären Team und eine entsprechende schriftliche Dokumentation, in die jede Berufsgruppe ihre Beobachtungen und geplanten Massnahmen eintragen kann. Man würde dann nicht mehr von "Behandlungsplanung" oder von "Pflegeplanung" sprechen, sondern von gemeinsamer "Gesundheitsplanung".

Die Realität ist aber, dass sich heute eine grosse Zahl von Spezialisten um den Patienten bemüht und dass diese "Ganzheit" nicht immer gewährleistet wird. In unserer Zeit kommt der Patient als Mensch oft zu kurz, und er empfindet die Dienstleistungen als fragmentiert, weil er mangels Information den Zusammenhang nicht verstehen kann. Tatsache ist, dass die Aufgaben der vielerlei medizinischen und paramedizinischen Berufe einen spezialisierten und deshalb notgedrungen einseitigen Charakter haben. Auch der Arzt, im Spital unsere wichtigste Bezugsperson im therapeutischen Prozess, ist ja ein Spezialist für die Diagnose und die Behandlung der Krankheit, meist ausgerichtet auf bestimmte Krankheitsgruppen und Organsysteme.

Es liegt an uns Krankenschwestern und -pflegern, unsere Aufgabe umfassend zu sehen und dem Patienten die Kontinuität in der Betreuung zu gewähren, die er notwendig braucht, um als Mensch ernst genommen zu werden. Wir müssen Mittel und Wege finden, um die mannigfaltigen Dienstleistungen um den Patienten herum zu koordinieren, als Vermittler zwischen Patient und Spezialisten zu wirken und dies als wichtigen Aspekt der pflegerischen Aufgabe zu betrachten.

Wir versuchen also, im eigenen Handlungsbereich ganzheitlich zu wirken. Auch dafür erweist sich die Pflegeplanung als wichtiges Instrument.

2. Der Krankenpflegeprozeß

= systemat. patientenorientierte Pflegeplanung

Die systematische patientenorientierte Pflegeplanung wird heute als Krankenpflegeprozess bezeichnet. Dieser Begriff beinhaltet sowohl den Vorgang der Problemlösung in der Pflege als auch den Beziehungsablauf, der zwischen Schwester und Patient in Gang kommt und durch welchen die Problemlösung erst verwirklicht werden kann.

2.1 Allgemeine Grundlagen zur Problemlösung

Im Kapitel 1, Theoretische Grundlagen, wurde der Patient als Mensch definiert, der momentan in seinen Fähigkeiten, sein Leben frei zu gestalten, wegen gesundheitlicher Störungen eingeschränkt ist, der in einer Krisensituation ist und der fachliche Hilfe braucht.

Der Patient benötigt also die Krankenschwester, die ihm bei der Lösung gewisser Probleme hilft.

Wenn wir irgendwo ein Problem haben, gehen wir mit Vorteil systematisch vor und stellen folgende Ueberlegungen an:

Erkennen einer Schwierigkeit, Informationssammlung, Erfassen des Ist-Zustandes

- Was stört uns eigentlich? Wie sind wir in diese unbefriedigende Situation gekommen? Was sind die Gründe? Was ist positiv an der Situation, was ist negativ?

  Beispiel: Das Büchergestell hat sich von der Wand gelöst, die Bücher liegen am Boden. Der Nagel ist gebrochen. Das Gestell ist aber ganz geblieben.

Problemformulierung

- Wir erkennen das Problem.

  Beispiel: Die Aufhängevorrichtung ist zu schwach für das Gewicht der Bücher.

Zielsetzung, erwünschtes Soll

- Wir überlegen uns, was wir anstreben, wie die Situation für uns befriedigend wäre.

  Beispiel: Das Büchergestell soll so fest verankert sein, dass es das Gewicht der Bücher tragen kann.

Suche nach Lösungen, Entscheidung, Planung von Massnahmen	- Wir suchen nach Hilfsmitteln und nach Möglichkeiten, das Problem zu lösen. Beispiel: Was besitze ich an Material? Kann ich die Massnahme selbst durchführen oder benötige ich einen Fachmann? Ich bestelle einen Fachmann und vereinbare mit ihm eine bestimmte Zeit.
Durchführung	- Wir führen die Massnahmen durch. Beispiel: Der Fachmann kommt und befestigt das Büchergestell an der Wand mit dem geeigneten Material.
Beurteilung	- Wir betrachten das Resultat und beurteilen, ob es unseren Vorstellungen entspricht, ob das Problem nun gelöst ist, ob das Ziel erreicht ist. Beispiel: Das Büchergestell ist nun solide fixiert und trägt das Gewicht der Bücher. Das Ziel ist somit erreicht.
Anpassung der Massnahmen	- Falls die Sache nicht zufriedenstellend sein sollte, suchen wir den Grund herauszufinden und nach neuen Massnahmen, das Resultat im Sinne des gesetzten Zieles zu korrigieren. Dieses Vorgehen ist ein Problemlösungsprozess, also nichts anderes als ein systematischer, logischer Denkprozess, der in allen Situationen anwendbar ist. Auch das wissenschaftliche Denken besteht aus Problemlösungsschritten. Am Beispiel des Arztes sei dies illustriert:
Erkennen einer Schwierigkeit	Der Patient kommt mit Beschwerden. Er hat gesundheitliche Probleme, die er nicht selber lösen kann.
Informationssammlung	- Der Arzt erhebt eine Anamnese und klärt die Beschwerden durch diagnostische Untersuchungen ab.
Problemformulierung	- Auf Grund der Resultate der Untersuchung, der Zusammenhänge und gegenseitig sich ausschliessender Faktoren stellt er seine Diagnose.
Zielsetzung	- Er stellt ein Behandlungsziel auf. Das absolute Ziel ist die Symptomlosigkeit, die vollständige Wiederherstellung der gesunden Funktionen. Das relative Ziel, die Prognose, hängt mit Konstitution, Alter, Lebensweise usw. des Patienten zusammen.
Planung von Massnahmen	- Er plant therapeutische Massnahmen: chirurgische, medikamentöse, physikalische, psychotherapeutische usw.

Durchführung	- Er führt die Behandlung durch oder delegiert sie an medizinisch-technisches, therapeutisches oder pflegerisches Personal.
Beurteilung	- Er überprüft regelmässig, was für eine Wirkung die Behandlungsmassnahmen auf den Patienten haben.
Anpassung der Massnahmen	- Er beginnt eventuell mit neuen Untersuchungen und passt die Massnahmen entsprechend an.

Für die Problemlösung ist es unerlässlich, eine grundlegende Vorstellung zu haben, erstens worüber wir Informationen einholen müssen und zweitens wie der erwünschte Soll-Zustand (Ziel) sein sollte.

Wir benötigen Handlungsgrundsätze, also ein bewusstes Nachdenken über unsere praktische Tätigkeit, bevor wir darangehen, Massnahmen zu bestimmen. Mit anderen Worten, wir brauchen eine Handlungstheorie, die unserem Handeln einen Rahmen gibt.

Der Arzt hat als Handlungstheorie die wissenschaftlichen Erkenntnisse, die aus der Forschung gewonnen wurden und gesamthaft das medizinische Wissen ausmachen. Er kennt die Zusammenhänge von Ursache und Wirkung und weiss, welche Massnahmen voraussichtlich welche Wirkungen haben werden. Seine Theorie

- gibt ihm einen Rahmen für seine Informationssammlung, seine ärztliche Anamnese;
- gibt ihm genaue Anhaltspunkte zum Stellen einer Diagnose oder von Differentialdiagnosen;
- erlaubt ihm, realistische Ziele zu setzen;
- sagt voraus, welche Massnahmen wahrscheinlich Erfolg haben werden;
- schreibt vor, wie die Behandlungen sicher durchzuführen sind;
- liefert ihm die Kriterien zur Beurteilung der Wirksamkeit der Behandlung.

Auch wir in der Krankenpflege benötigen eine Handlungstheorie, die unserem Handeln den Rahmen gibt, die uns in unseren Entscheidungen leitet, die gewisse Folgerungen über die Wirksamkeit von Massnahmen erlaubt und die uns Kriterien gibt zur Beurteilung unserer Pflege.

Im ersten Kapitel wurde versucht, ein grundlegendes Konzept zu entwickeln, das sich am Menschen und an seinen Lebensbedürfnissen orientiert. Dieses soll uns als Leitbild, als Handlungstheorie dienen, und zwar in jedem der Schritte des Krankenpflegeprozesses, die wir im folgenden erläutern werden.

2.2 Definition des Krankenpflegeprozesses

2.21 Krankenpflege als Problemlösungsprozess

Der Krankenpflegeprozess hat zum Ziel, auf systematische Art und Weise dem Bedürfnis des Patienten nach pflegerischer Betreuung zu entsprechen. Der Krankenpflegeprozess besteht aus einer Reihe von logischen, voneinander abhängigen Ueberlegungs-, Entscheidungs- und Handlungsschritten, die auf eine Problemlösung, also auf ein Ziel hin, ausgerichtet sind und im Sinne eines Regelkreises einen Rückkoppelungseffekt (Feedback) in Form von Beurteilung und Neuanpassung enthalten.

Der Krankenpflegeprozess kann als Regelkreis dargestellt werden:

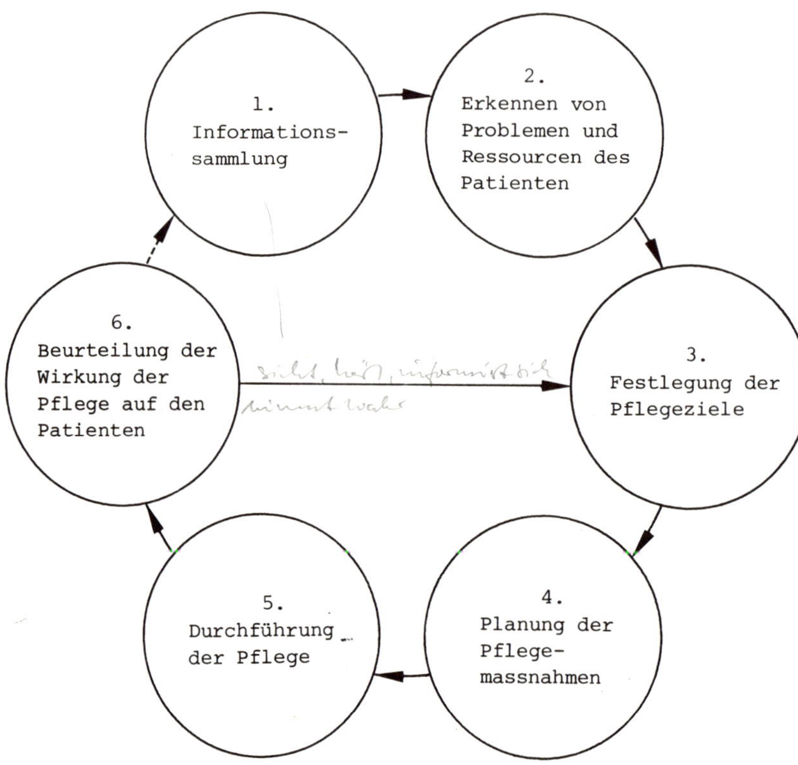

Das Resultat der Pflege wird am Pflegeziel gemessen. Wenn das Ziel erreicht wird, ist der Vorgang beendet. Wenn aber Abweichungen vom gesetzten Ziel vorkommen oder neue Probleme auftreten, beginnt der ganze Prozess von neuem. Es müssen zusätzliche Informationen gesammelt werden, Probleme und Ziele neu formuliert und die Massnahmen entsprechend angepasst werden.

Beispiel: Falls jemand eine Magenverstimmung hat und nach einem Tag Fasten und Ruhen wieder sein Wohlbefinden erreicht, ist der Regelkreis geschlossen. Sein Ziel ist erreicht.

Der Krankheitsverlauf eines Patienten kann aber verschiedene Phasen aufweisen und über längere Zeit gehen. Er muss als Entwicklungsprozess gesehen werden, der auch als Spirale dargestellt werden kann.

Patienteneintritt ins Spital

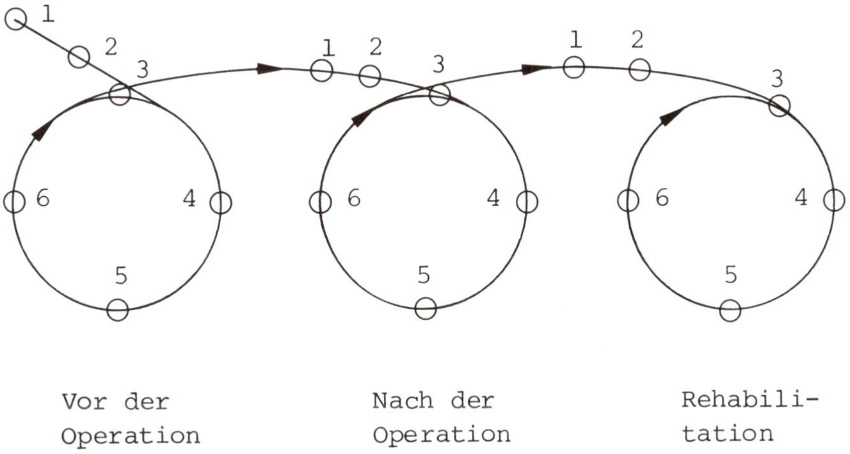

1 Informationssammlung
2 Problemerfassung
3 Zielsetzung, Pflegeziel
4 Planung der Massnahmen
5 Durchführung der Pflege
6 Beurteilung der Pflegewirkung

2.22 Krankenpflege als Beziehungsprozess

Pflege ist ein zwischenmenschlicher Beziehungsprozess, bei dem zwei Personen (Pflegender und Gepflegter) zueinander in Kontakt treten, um ein gemeinsames Ziel, das Pflegeziel, zu erreichen.

Schwester und Patient stehen zueinander in einer Wechselwirkung und beeinflussen ihr Verhalten gegenseitig. Beide sind in ihren Wahrnehmungen von verschiedenen Faktoren, die in der gegenwärtigen Situation liegen oder aus der persönlichen Lebensgeschichte stammen, beeinflusst.

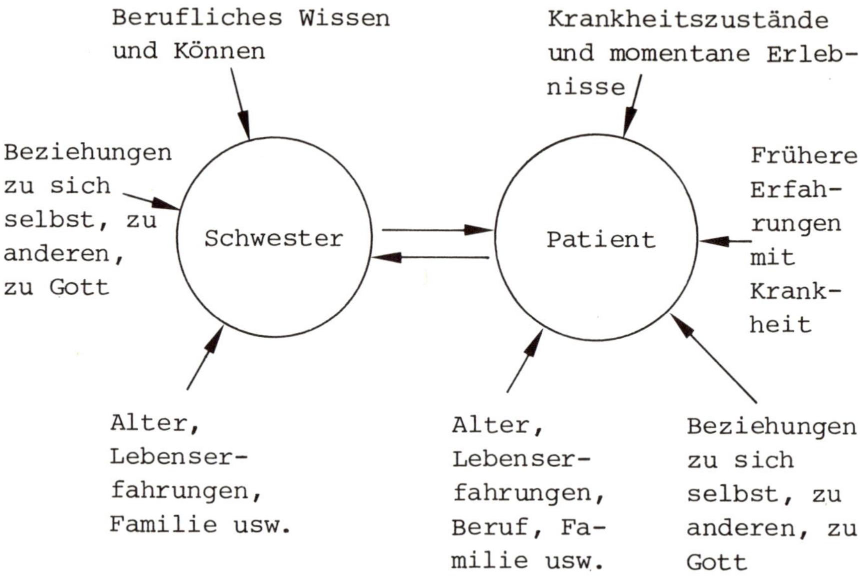

Der Problemlösungsprozess wird erst wirksam durch die Qualität der Beziehung, die zwischen Schwester und Patient zustande kommt. Die Beziehung kann positiv und konstruktiv sein, sie kann aber auch spannungsvoll sein und destruktive Auswirkungen haben.

Auswirkungen einer konstruktiven Beziehung

Eine gute Beziehung schafft eine vertrauensvolle Atmosphäre, die das Wohlbefinden des Patienten fördert. Das Abbauen von Unsicherheit und Stress lässt beim Patienten Kräfte frei für seine Genesung. Der Patient fühlt sich als Mensch ernst genommen und vorbehaltlos akzeptiert, erlebt Zuwendung und menschliche Wärme, kann sich äussern und sich nach Möglichkeit an der Planung seiner Pflege beteiligen; er weiss, dass er die Informationen erhält, die er braucht. Die Schwester ihrerseits erhält wichtige Informationen, die sie für die Pflege braucht, fühlt sich ebenfalls vom Patienten akzeptiert und kann auf seine Mitarbeit im Pflegeprozess zählen.

Auswirkungen einer destruktiven Beziehung

Eine schlechte Beziehung schafft eine Atmosphäre des Misstrauens, der Angst, der Spannung, die den Patienten belastet und sein Befinden verschlechtert. Der Patient wird aggressiv oder er zieht sich zurück, verschliesst sich, isoliert sich, resigniert.
Die Schwester erhält nicht die notwendigen Informationen für die Pflege. Sie wird ebenfalls aggressiv oder aber gleichgültig und unbeteiligt.

Pflegeplanung

Die Schaffung einer Atmosphäre, die die Pflege wirksam werden lässt, liegt im eigenständigen Handlungsbereich der Schwester.

Der Ablauf des Beziehungsprozesses im Zusammenhang mit dem Problemlösungsprozess könnte folgendermassen dargestellt werden:

	Schwester	Patient
Informations-sammlung	- sieht - hört - nimmt wahr - informiert sich	- fasst Vertrauen - teilt sich mit
Problemstellung	- erkennt Probleme - erkennt Ressourcen (Fähigkeiten und Möglichkeiten) des Patienten und seiner Angehörigen - akzeptiert diese - leitet davon Pflegebedürfnisse ab	- drückt Aengste, Befürchtungen aus - gibt Einblick in sein Erleben
Zielsetzung	- setzt realistische, konkrete Pflegeziele - bespricht diese Ziele	- äussert seine Erwartungen - nimmt Stellung - ist einverstanden
Planung	- plant die Pflegemassnahmen - erklärt die Pflege	- denkt und plant mit - macht Vorschläge von seiner früheren Erfahrung her - akzeptiert notwendige Einschränkungen
Durchführung	- führt Pflege aus - informiert, erklärt - instruiert	- arbeitet mit - lernt neue Verhaltensweisen
Beurteilung	- prüft die Wirkung der Pflege - sieht, hört, nimmt wahr, informiert sich - vergleicht mit dem Pflegeziel	- meldet sein Befinden, Erleben - beurteilt Wirkung - zeigt Fortschritte, Veränderungen

2.3 Herkunft der Begriffe Krankenpflegeprozess und Regelkreis

Sie stammen aus der Systemtheorie, aus der Kybernetik und aus der Entscheidungstheorie.

2.31 Systemtheorie

Die Systemtheorie, vom Biologen Ludwig von Bertalanffy[1] seit 1921 entwickelt und 1968 publiziert, stellt gewisse Gesetzmässigkeiten fest, die sich in allen Systemen finden. Ein System wird definiert als ein logisches, geordnetes Ganzes, bestehend aus verschiedenen Teilen (Subsystemen), die durch ein einheitliches Prinzip untereinander verbunden sind und sich gegenseitig beeinflussen. Eine Veränderung in einem Teil bewirkt ebenfalls eine Veränderung in allen anderen.

Beispiele von Systemen

System	Subsysteme
Organismus	Einzelne Organe
Gruppe	Einzelne Mitglieder
Spital	Einzelne Abteilungen

Ein System ist zielorientiert. Ein Merkmal eines offenen Systems (biologischer oder sozialer Organismus, organisatorisches System usw.) ist, dass es Informationen und Energie aus seiner Umgebung empfängt (Input, Eingabe), verarbeitet (Throughput, Durchlauf oder Prozess) und wieder als Resultat (Output, Ausstoss) an seine Umgebung abgibt. Ein Rückkoppelungsmechanismus (Feedback) vergleicht das Resultat mit dem Ziel und gibt die Information wieder ins System zurück. Dieses Feedback hat eine korrektive, regulative Wirkung und passt das System wieder an die ursprünglich vorgesehene Richtung (Ziel) an. Ein anderes Merkmal eines offenen Systems ist, dass es sich durch einen ununterbrochenen Prozess von Input und Output erneuert und durch ständige Anpassung an die Einflüsse seiner Umwelt in dynamischem Gleichgewicht halten kann.

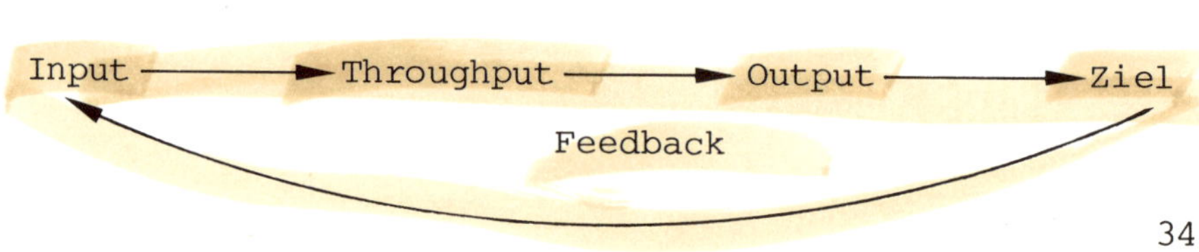

2.32 Kybernetik

Das Wort Kybernetik bezeichnet ursprünglich die Kunst des Lotsen, ein Schiff trotz Wind und Wasserströmungen an sein Ziel zu bringen. Dazu muss der Lotse immer wieder den Ist-Wert der Lage seines Schiffes bestimmen, ihn mit dem Soll-Wert vergleichen und eine Steuerungsstrategie ermitteln. Regelung ist ein spezieller Rückkoppelungsprozess. Sie lässt sich auch als Regelkreis darstellen. Nach demselben Prinzip der Zielerreichung durch ständig korrigierende Steuerung, der "Regelung", funktioniert zum Beispiel auch der Thermostat. Die Begriffe, Theorien und Verfahren der Regelungstechnik wurden auf biologische, soziologische und psychologische Regelungsvorgänge übertragen. Ein wesentlicher Forschungsgegenstand der Kybernetik ist die Kommunikation, das heisst Nachrichtenübermittlung bei Geräten und Lebewesen. In der Biologie wird das Einhalten konstanter Werte (Homöostase), etwa der Körpertemperatur, oder das Anpassen an wechselnde Bedingungen überwiegend durch Regelungsvorgänge bewirkt. Neben mechanischen kommen chemische, hormonale und neurophysiologische Wirkungen im Regelkreis vor.

2.33 Entscheidungstheorie

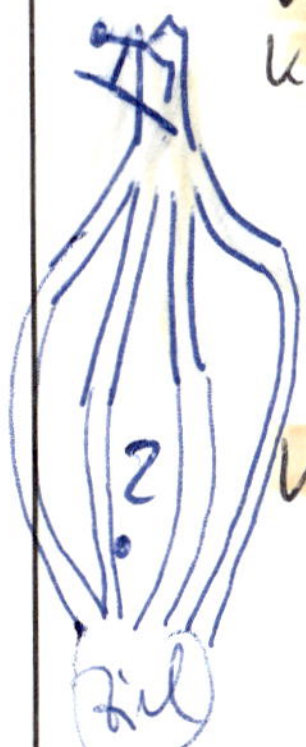

Die Entscheidungstheorie hat die Problemlösung zum Gegenstand. Sie setzt einen Prozess in Gang, welcher eine bestimmte Situation verändern soll und welcher in verschiedene Phasen zerfällt: Informationsphase, Problemphase, Alternativphase, Entscheidungsphase, Beurteilungsphase. Die Entscheidung besteht darin, zwischen verschiedenen Lösungsmöglichkeiten den besten Weg zur Erreichung des Ziels zu wählen. Die neue Situation wird mit der Ausgangssituation verglichen, um festzustellen, ob die gewünschte Veränderung stattgefunden hat. Dieser Vergleich hat eine regulierende Funktion. Falls das Problem neu ist, müssen verschiedene Lösungsmöglichkeiten ausprobiert werden, bis es gelingt, das Ziel zu erreichen (Versuch und Irrtum). Die Lösung, die bei einem schon einmal erlebten Problem erfolgreich war, kann auf ein gleiches oder ähnliches Problem gezielt übertragen werden.

2.4 Die Schritte des Krankenpflegeprozesses

2.41 Erster Schritt: Informationssammlung

Die Informationssammlung hat zum Ziel, den Patienten kennenzulernen, seine Möglichkeiten und erhaltenen Kräfte und seine Einschränkungen zu erfassen, den Grad seiner Hilfsbedürftigkeit abzuklären und herauszufinden, was für pflegerische Hilfe er in seiner momentanen Situation braucht.

Die gesammelten Informationen sind die Grundlage zur Problemformulierung und zur Zielsetzung. Schon in dieser ersten Phase wird die Qualität der Pflege beeinflusst durch die Beziehung, die zum Patienten aufgenommen werden muss; denn vom Wahrnehmen der für den Patienten bedeutungsvollen Daten hängt nachher die weitere Pflege ab.

Der Rahmen der Informationssammlung wird bestimmt durch die Auffassung von der Pflege, die unserem Handeln zugrunde liegt. Wir benötigen entsprechend dem in Kapitel 1 entwickelten Leitbild Informationen über folgende Gebiete:

- Personalien: Name, Vorname, Alter, Konfession, Beruf, Wohnort, Nationalität, Versicherungen.
- Diagnose: Verordnungen für Untersuchungen, Medikamente, Therapie.

Diese Informationen finden wir auf der Patientenetikette und im medizinischen Teil der Patientendokumentationsblätter (siehe Abbildung 1).

- Familiensituation: Vorhandene Bezugspersonen.
- Lebensbereiche des Patienten, in denen Probleme, die für die Pflege von Bedeutung sind, auftreten können (siehe Abbildung 2).

Diese Informationen erhalten wir durch Beobachtung und Gespräche mit Patient und Angehörigen.

Pflegeplanung

Chirurgische Klinik

Operation
Komplikationen

Name	Geb.-Datum	Patienten-Nr.	Zimmer-Nr.	Rh. F	Blutgruppe
Beruf	Bürgerort	Eintrittstag	Austrittstag	Krankentage	
Postleitzahl, Wohngemeinde, Adresse		Tel.-Nr.		Konfession	
Einweisender Arzt, Adresse, Tel.				Vormund	
Kostenträger					

Diagnose

Allergie

Dat.	Therapie	Stop

Tag / Monat	
Ops. Tag	
Puls rot	Temp. blau
130	40°
110	39°
90	38°
70	37°
50	36°
30	35°
Blutdruck	
Blutsenkung	
Antikoagulation	
Verbandwechsel	
Grösse / Gewicht	
Stuhl fest I flüssig —	
Zufuhr per os	
	Infusion
Aus-schei-dung	Urin
Bilanz	
Diät	

Dat.	Antibiotika	Mo	Mi	Ab	20h	X	Stop

Dat.	Medikamente: per os / rektal	Mo	Mi	Ab	20h	X	Stop

Dat.	Reserve-Mittel	Stop

Dat.	Untersuchungen	Stop

Dat.	Medikamente: Injektionen / Infusionen	Stop

Dat.	Schlaf- / Schmerzmittel fest	20h	Stop

Dat.	Stuhlmittel	Stop

Abbildung 1 Legende: Seite 207.

Checkliste zur Informationssammlung

Bereiche, in welchen Probleme und daraus Pflegebedürfnisse entstehen können
(Zutreffendes ankreuzen und unterstreichen)

☐ Atmung	
☐ Ausscheidung	Stuhl, Urin, Schweiss, Erbrechen usw.
☐ Bekleidung	Wahl, Anziehen, Ausziehen
☐ Ernährung	Essen, Trinken
☐ Körperpflege	Haut, Haare, Mund, Nase, Augen, Ohren, Nägel, Intimbereich
☐ Mobilität	im Bett, im Raum, im Freien
☐ Ruhe, Schlaf	
☐ Sexualität	
☐ Wärme-, Kältegefühl	
☐ Selbstwertgefühl	Selbstbewusstsein, Selbstvertrauen, Selbstwertschätzung
☐ Stimmung	Gefühle, zum Beispiel Angst, Trauer, Enttäuschung
☐ Verantwortungsfähigkeit	Selbstdisziplin, Entscheidungsfähigkeit
☐ Lernen	Lernwille, Lernfähigkeit
☐ Sinnvolle Zeitanwendung	Beschäftigung, Unterhaltung
☐ Kommunikation:	
Empfang von Sinneseindrücken	Hören, Sehen, Riechen, Tasten, Schmecken
Senden von Informationen	Sprechen, Schreiben, averbale Zeichen
☐ Beziehungen	zu Familie, Freunden, Mitpatienten, Betreuern
☐ Rolle in der Gesellschaft	als Familienmitglied, Berufsangehöriger, Staatsbürger
☐ Kultur	Sitten, Bräuche, Sprache
☐ Religion	Ueberzeugungen, Werte, Vorschriften
☐ Umweltbedingungen, Wohnverhältnisse	
☐ Finanzielle Sicherheit	
☐ Andere:	
☐	
☐	

Abbildung 2 Legende: Seite 207.

2.411 Vorgehen bei der Informationssammlung

Das Sammeln von Informationen beginnt sofort beim ersten Kontakt mit dem Patienten, sei es bei Spitaleintritt, sei es bei ihm zu Hause (spitalexterne Krankenpflege) oder in einem Ambulatorium. Voraussetzungen dazu sind die Herstellung einer Beziehung zum Patienten und zu seinen Angehörigen, ein Interesse für diesen Menschen, eine bewusste Zuwendung.

Es ist unseres Erachtens nicht nötig, mit dem Patienten ein standardisiertes Fragebogeninterview abzuhalten. Die Checkliste (Abbildung 2) über die möglichen Problembereiche soll nur als Leitfaden, als Gedankenstütze, dienen und soll niemals zu einem routinemässigen Abfragen gebraucht werden. Die pflegende Schwester soll vielmehr offene Augen und Ohren für den Patienten haben und sich die meisten Informationen durch Beobachtung und durch Zuhören verschaffen. Sie sollte sowenig wie möglich direkte Fragen stellen müssen. In dem Masse, wie es ihr gelingt, eine ruhige, vertrauensvolle Atmosphäre zu schaffen, wird der Patient geneigt sein, sich spontan zu äussern.

Daten für unsere Informationssammlung erhalten wir

direkt

- durch Beobachtung:
  Aussehen, Zustand, Verhalten,
  averbale Zeichen, Gesichtsausdruck, Gesten, Schwitzen, Zittern usw.;
- durch das, was der Patient oder seine Angehörigen spontan sagen;
- durch ein gezieltes Gespräch, bei dem wir den Patienten auffordern, sich über einen bestimmten Bereich zu äussern;

indirekt

- durch Auskunft von Drittpersonen, vom Arzt oder von anderen an der Behandlung beteiligten Personen;
- aus Aufnahmeformularen (Personalien);
- aus der ärztlichen Anamnese, der Krankengeschichte, aus Befunden usw.

objektive Daten

Einerseits erhalten wir objektive Daten (alle Informationen, die beobachtbar und messbar sind), zum Beispiel: Gewicht, Grösse, Temperatur, Beschaffenheit der Haut, Quantität der Flüssigkeits- und Nahrungsaufnahme, Menge der Ausscheidungen, das Ausmass einer Funktionsstörung usw.

subjektive Daten

Anderseits erhalten wir subjektive Daten (alles, was der Patient selber aussagt über das, was er empfindet und was es für ihn bedeutet), zum Beispiel: Müdigkeit,

Kraft, Schmerzen, Angst, Sorgen wegen Zukunft, Erwartungen, Vorstellungen usw.

Bei der Informationssammlung ist es unnötig, routinemässig in allen Bereichen die täglichen Gewohnheiten zu erfahren. Wenn ein Patient zum Beispiel in der Körperpflege selbständig ist, muss nicht unbedingt in Erfahrung gebracht werden, ob er seine Zähne täglich ein oder mehrere Male putzt, ob er lieber duscht oder badet, ob er seine Zahnprothesen nachts ins Wasserglas legt oder sie im Munde behält usw.

Beim Erwachsenen müssen die Lebensgewohnheiten grundsätzlich nur dann in Erfahrung gebracht werden,

- wenn der Patient in einem oder mehreren Lebensbereichen hilfsbedürftig ist;
- wenn bekannt ist, dass bei einem selbständigen Patienten in absehbarer Zeit in der Körperpflege oder anderen Aktivitäten des täglichen Lebens Hilfsbedürftigkeit auftreten wird, zum Beispiel infolge einer Operation, eines Streckbettes, eines Gipses usw.;
- wenn während des Pflegeverlaufs Veränderungen eintreten, die für den Patienten ein Problem sind. Beispiele: Er leidet unter ungewohnter Verstopfung, er kann plötzlich nicht mehr Wasser lösen, er kann im Spital nicht schlafen, das Essen widersteht ihm, es ist ihm langweilig, er zeigt auffällige Schamgefühle usw.;
- wenn die Schwester beobachtet, dass der Patient sich in seinen Möglichkeiten unnötig einschränkt, ohne dass es ihm bewusst ist.

Beispiele

- Ein betagter Mann liest nie. Es stellt sich heraus, dass er weitsichtig ist. Er denkt, das komme eben so mit dem Alter. Niemand hat daran gedacht, ihm zu einer Sehhilfe zu verhelfen, die ihm wieder erlauben würde, die Zeitung zu lesen. Dabei ist er geistig rege und an seiner Umwelt interessiert, aber zu bescheiden, um Ansprüche zu stellen.

- Eine betagte Frau, die sich eben von einer Apoplexie erholt hat, bekommt immer pürierte Kost, da sie keine Zahnprothesen hat. Das Essen schmeckt ihr nicht, sie ist aber zu bescheiden, um sich zu beschweren. Es stellt sich in einem Gespräch heraus, dass sie daheim immer alles gegessen hat, auch ohne Zahnprothesen. Es ist völlig unnötig, dass sie Schonkost bekommt und sich einschränken muss.

- Ein betagter Mann hat sich daran gewöhnt, dass man ihn nach einer Pneumonie immer herumträgt und ihn nur vom Bett in den Lehnstuhl bringt. Aus der Beobachtung heraus ergibt sich, dass die Beine nicht gelähmt, sondern voll funktionsfähig sind. Nur ist es dem Patienten wie auch seiner Umgebung noch nicht bewusst geworden, dass er eigentlich wieder gehen lernen könnte.

Bei Kindern wird bei der Informationssammlung auf die gleiche Art und Weise vorgegangen wie beim Erwachsenen. Es ist aber in jedem Fall unerlässlich, etwas über folgende Bereiche zu erfahren:

- Entwicklungsstand des Kindes.
- Gewohnheiten des Kindes: beim Essen und Trinken, beim Ausscheiden, bei der Körperpflege, beim Schlafen, Einschlafen, bei Beschäftigung und Spiel, beim Lernen, in der Schule, in seiner Sprache, in seiner Beziehung zu Eltern und Geschwistern.
- Frühere Spitalerlebnisse des Kindes, das Erleben der jetzigen Hospitalisation oder Behandlung, seine Vorbereitung darauf, die Kenntnisse seiner jetzigen Krankheit, seine Erwartungen.
- Erwartungen der Eltern, deren Fähigkeiten und Bereitschaft in bezug auf eine Zusammenarbeit mit dem Pflegepersonal.

2.412 Information des Patienten und seiner Angehörigen

Der erste Schritt des Krankenpflegeprozesses, die Informationssammlung, bezieht sich nicht nur auf die Schwester. Nicht nur sie muss sich informieren, um die Pflege entsprechend planen zu können, sondern auch der Patient muss informiert werden. Er soll ja bei der Pflegeplanung mitbestimmen können, und dazu muss er über die verschiedenen Auswahlmöglichkeiten Bescheid wissen. Besonders im Spital oder in einem Heim müssen Patient und Angehörige von Anfang an orientiert werden:

- über den Freiraum, den der Patient geniesst (Ausgang, Besuchszeiten, Telephon, Möglichkeit zum Alleinsein, Aufenthaltsräume, Radio hören, Fernsehen usw.);
- über die Wahlmöglichkeiten des Patienten (Auswahl beim Essen und Trinken, Wahl der Beschäftigung usw.);
- über die Beratungsdienste, die dem Patienten und dessen Angehörigen zur Verfügung stehen;
- über die unumgänglichen Regeln, die einzuhalten sind.

Besonders beim Kind ist es wichtig, dass die Eltern, vor allem die Mutter, in den Pflegeprozess miteinbezogen und dass sie umfassend über alles, was mit dem Kind geschieht, informiert werden. Der Entwicklungsprozess des Kindes und die Beziehung zu den Eltern dürfen durch eine Hospitalisation oder durch eine Behandlung nicht gefährdet werden.

Beispiel

Eine Mutter erschrickt beim Anblick der Infusion, die ihr frischoperiertes Kind gerade bekommt. Sie wagt nicht, dem Kind die Zuwendung und die Zärtlichkeit zu geben, die sie möchte und die es braucht, weil sie nicht mit der Infusion umgehen kann. Bei rechtzeitiger Information und Anleitung der Mutter hätte das Kind nicht auf die gewohnte Liebkosung der Mutter verzichten müssen.

2.42 Zweiter Schritt: Erfassung der Probleme und der Ressourcen des Patienten

Der Mensch sucht ärztliche oder pflegerische Hilfe, wenn er seine Gesundheitsprobleme nicht mehr selber bewältigen kann.

Wenn er die Dienste der Schwester in Anspruch nimmt, sei es im Spital oder zu Hause, ist er meistens durch Krankheit, Schmerzen oder altersbedingte Schwäche in seinen Funktionen eingeschränkt und ist oft auch nicht mehr in der Lage, vorübergehend oder für immer, seine sozialen Beziehungen aufrechtzuerhalten oder seine gewohnte Rolle in der Gesellschaft zu spielen. Er kommt in einen Zustand der Abhängigkeit hinein, er muss Einschränkungen in seiner Bewegungsfreiheit und in der Gestaltung seiner Umgebung auf sich nehmen und kann, vor allem im Spital oder Heim, seinen Lebensrhythmus nicht mehr selbst bestimmen. Diese Veränderungen in seiner gewohnten Lebensweise bringen für den Patienten und seine Angehörigen oft grosse Not mit sich und bedeuten für sie eine grosse zusätzliche Belastung. Es ist die Aufgabe der Schwester, dem Patienten und seinen Angehörigen zu helfen, die eigenen Möglichkeiten und Kräfte, Ressourcen also, zu aktivieren, um notwendige Einschränkungen sinnvoll zu kompensieren, die grösstmögliche Unabhängigkeit zu erlangen oder neue, befriedigende Lebensformen zu finden.

Die durch die Informationssammlung erhaltenen Daten über den Patienten werden daher analysiert und in bezug auf folgende Fragen interpretiert:

- Welches sind die Probleme des Patienten, die für die Pflege von Bedeutung sind?
- Welches sind die Ressourcen des Patienten oder seiner Angehörigen, die für die Lösung obiger Probleme von Bedeutung sind? (Siehe Abbildung 3.)

In die Pflegeplanung werden solche Probleme des Patienten aufgenommen, die durch die Pflege angegangen werden können. Es sind nicht die medizinischen Probleme, denn mit denen befasst sich der Arzt. Medizinische Diagnose, Prognose und Therapie haben freilich ihre Auswirkungen auf die Pflege, erstens weil die Schwester die Verordnungen des Arztes am Patienten ausführt, zweitens weil sie dem Patienten beistehen muss, der durch die diagnostischen und die therapeutischen Massnahmen vor ungewohnte und schwierige Situationen gestellt wird, die ihn bedrohen und belasten.

Pflegeplanung

Erfassung der Probleme und Ressourcen des Patienten, die für die Pflege von Bedeutung sind

Probleme des Patienten, die sich auf Grund der Informationssammlung ergeben:

Atmung	Atemnot wegen Schmerzen beim Atmen.
Wärme- und Kältegefühl	Erhöhte Körpertemperatur, Schwitzen.
	Erschöpfung, Schwäche.
Stimmung	Angstgefühle, Gefühl der Lebensbedrohung.
	Sorgt sich wegen seiner Frau, die eher depressiv ist.
Mobilität	Eingeschränkte Mobilität: Vollständige Bettruhe vom Arzt verordnet, Sauerstoffkatheter in der Nase, rechtes Bein in Schiene, linker Arm Infusion, keine Eigenaktivität erlaubt.
Ruhe/Schlaf	Schlafstörungen wegen Schmerzen, ungewohnter Lagerung.
	Vollständige Hilfsbedürftigkeit: Körperpflege, Ausscheidungen.

Ressourcen (Fähigkeiten und Möglichkeiten) des Patienten und seiner Angehörigen, die für die Lösung obiger Probleme von Bedeutung sind:

Patient hat positive Lebenseinstellung, ist im allgemeinen frohmütig und kann sich rasch umstellen.
Ist sonst vollständig gesund gewesen bisher.
Seine Frau besucht ihn täglich.
Hat eigenes Haus und Garten auf dem Land, wo er sich später erholen kann.
Finanzielle Sicherheit garantiert.

Abbildung 3 Legende: Seite 207.

Beispiel

Patient: 46jähriger Mann, Familienvater, zwei schulpflichtige Kinder, Hobbysportler, erneut hospitalisiert wegen Lungenembolie, acht Tage nach problemloser Meniskusoperation links. Tiefe Oberschenkelthrombose rechts.

Gespräch Arzt-Schwester

Wie schwer ist die Lungenembolie?
Konsequenzen für Ueberwachung und Pflege, Bekämpfung der Schmerzen und der Atemnot.

Medizinische Probleme

Schwere der Lungenembolie?
Besteht vitale Bedrohung?
Adäquate Therapie?
Stellen sich sekundäre Komplikationen ein (Infarktpneumonie, Pleuraerguss)?
Wie verkraftet der Patient psychisch die Komplikation?

Pflegerische Probleme

Atemnot, Schmerzen beim Atmen.
Erhöhte Körpertemperatur, Schwitzen.
Erschöpfung, Gefühl der Lebensbedrohung.
Sorgt sich wegen seiner Frau, die eher depressiv ist.
Eingeschränkte Mobilität: Bettruhe, Sauerstoffkatheter in der Nase, rechtes Bein in Schiene, linker Arm Infusion, keine Eigenaktivität erlaubt.
Schlafstörungen.
Vollständige Hilfsbedürftigkeit: Körperpflege, Ausscheidungen.

2.421 Aufgaben des Arztes und der Schwester

Die Zusammenarbeit zwischen Arzt und Schwester ist von grösster Bedeutung für eine optimale Betreuung des Patienten, besonders in einer Akutsituation. Die spezifischen Aufgaben könnten folgendermassen definiert werden: Der Arzt erkennt die Ursachen der Symptome und bekämpft sie; die Schwester hilft dem Arzt bei der Durchführung der lebensrettenden Massnahmen und überwacht den Patienten. Ihre besondere pflegerische Aufgabe ist es, dem Patienten zu helfen, seine Lebensweise der neuen, ungewohnten Situation anzupassen.

Aufgaben des Arztes		Aufgaben der Schwester
- Reanimation anordnen und durchführen, falls notwendig	→	- Mithilfe und/oder Ausführen der ärztlichen Verordnungen bei der Reanimation und der anderen Therapien
- Verordnung der weiteren Therapie zur Symptombekämpfung (Schmerzen, Atemnot) und zur Vorbeugung weiterer Embolien (Antikoagulation)	←	- Weitere angemessene Ueberwachung und Beobachtung des Patienten. Rückmeldung an Arzt
- Anordnen der weiteren Diagnostik und Interpretation der Resultate		- Möglichstes Wohlbefinden des Patienten fördern durch Gabe der Schmerzmittel, Sauerstoff und durch pflegerische Massnahmen wie Lagerung
- Information des Patienten und der Angehörigen		- Sekundärschäden des Organismus verhüten, wie Dekubitus, Muskelatrophie, Phlebitis am linken Arm usw.
		- Den Patienten in seinen täglichen Aktivitäten unterstützen: Ruhe, Schlaf, Ernährung, Körperpflege, Ausscheidung
		- Stufenweise Selbständigkeit zurückgeben, je nach Zustand
		- Dem Patienten menschlich beistehen, so dass der Patient seine Bedenken und Aengste aussprechen kann

Aufgaben des Arztes	Aufgaben der Schwester
	- Ihm durch angepasste Information helfen, Einschränkungen zu verstehen und einen Sinn darin zu sehen. Die Beziehung zu seiner Familie fördern und auch seiner Frau Zuwendung und Information geben

Problemformulierung

Eine klare Problemformulierung ist die notwendige Voraussetzung für eine klare Zielsetzung und eine entsprechende Planung der Massnahmen. Ein Problem soll kurz und knapp, exakt und spezifisch sowie objektiv formuliert werden:

Ein Problem soll so kurz und knapp wie möglich formuliert werden, denn in den Formularen zur Patientendokumentation ist nicht viel Raum, und die Zeit der Schwester ist zu kostbar, um mit Schreibarbeiten belastet zu werden.

Ein Problem soll exakt und spezifisch formuliert werden. Zum Beispiel genügt die Aussage "Ruhe/Schlaf gestört" nicht, um ein Pflegeziel aufzustellen und Pflegemassnahmen zu planen. Die Formulierung ist unspezifisch; sie soll deshalb folgende Elemente enthalten:
- den Bereich, in welchem beim Patienten ein Defizit besteht, das zu einer Beeinträchtigung führt;
- die Art und Weise des Defizits;
- in welcher Weise das Defizit die Unabhängigkeit des Patienten beeinträchtigt, die Lebensgewohnheiten stört oder seinen Erwartungen zuwiderläuft.

Beispiele zum Problembereich Ruhe/Schlaf:
- Frau, 79 Jahre alt, liegt daheim mit Ulcus cruris: "Ruhe/Schlaf gestört wegen schmerzenden Ulcus cruris. Kann ihre Kräfte nicht regenerieren, ist tagsüber müde und erschöpft."

- Mann, 29 Jahre alt, hospitalisiert wegen Herniotomie. Ist Lastwagenchauffeur: "Ruhe/Schlaf gestört, weil er schon um 5.15 Uhr zum Fiebermessen geweckt wird. Ist enttäuscht. Hoffte im Spital ausschlafen zu können."

- Alleinstehender Mann, 50 Jahre alt, hospitalisiert wegen Einstellung des Diabetes. Tagsüber selbständig, hat sein Bett in einem Viererzimmer: "Ruhe/Schlaf gestört. Schnarchen, Geräusche regen ihn auf, ärgern ihn dauernd. Gewohnt, allein zu schlafen."

Bei jedem dieser drei Beispiele werden die Zielsetzung und die Planung von Massnahmen gemäss dem spezifischen Problem anders sein.

- Ein Problem soll objektiv formuliert werden, das heisst, die Formulierung muss eine Beobachtung enthalten ohne Interpretation und Werturteil. Zum Beispiel nicht so: "Patient ist schwierig und launenhaft, hat immer etwas auszusetzen."
  Auf diese Weise formuliert, ist es ein Problem für die Schwester, mit dem sie nicht fertig wird. Der Patient wird dabei abgestempelt, schuldig gesprochen, was ihm und ihr nicht weiterhilft.

Beispiel

Objektive Formulierung: "Patient flucht und schimpft dauernd während der Kolostomiepflege, schaut dabei zur Decke hinauf. Klagt uns an, dass wir schuld seien an seinem Durchfall.
Aufgabe der Schwester ist es nun, die wirkliche Ursache dieser Beziehungsstörung abzuklären, das heisst, herauszufinden, was das wirkliche Problem des Patienten ist, das seinem ungewöhnlichen Verhalten zugrunde liegt. Möglichkeiten:

- Angst vor einer schlechten Prognose, mangelhafte Information darüber;
- Furcht, nicht mehr gesellschaftsfähig zu sein;
- kann den jetzigen Zustand ästhetisch nicht ertragen und lehnt sich dagegen auf;
- Misstrauen wegen früherer schlechter Erfahrungen im Spital.

Eine solche Situation, in der ein Problem sowohl der Schwester als auch des Patienten vorliegt, muss dringend geklärt werden, damit die Schwester nicht verunsichert wird und damit der Patient nach und nach Vertrauen fassen kann. Hier braucht die pflegende Schwester die Unterstützung und die Hilfe des ganzen Pflegeteams (siehe Abschnitt 5.15, Schwesternziele und -massnahmen, Seite 167).

2.422 **Wie erkennen wir Probleme?**

Das Erkennen von Zusammenhängen zwischen den gesammelten Informationen (zum Beispiel Zusammenhänge zwischen einem Defizit in einem bestimmten Bereich einerseits und Kompensationsmöglichkeiten anderseits) erlaubt uns gewisse Folgerungen, aus denen wir dann ein Problem ablesen können.

Wir verstehen hier unter Problem eine Beeinträchtigung des Patienten in irgendeinem Lebensbereich, die seine Unabhängigkeit einschränkt und ihn belastet. Wenn er dieses Defizit nicht selber kompensieren kann, braucht er Pflege. Wenn er selber damit fertig wird, ist es weder für ihn noch für die Schwester ein Problem.

Dieselbe Belastung muss nicht für jeden Menschen zu einem Problem werden. Die Fähigkeit des Menschen, mit Belastungen (Stress) umzugehen, hängt von individuellen Faktoren ab, nämlich von

- seiner physischen und psychischen Kraft;
- seinem Durchhaltevermögen;
- seinem Wissen;
- seinem Willen;
- seinem Mut;
- seinen Fertigkeiten;
- der vorhandenen Unterstützung durch Bezugspersonen;
- der Bedeutung, die die Belastung in einem bestimmten Zeitpunkt für ihn hat;
- frühere Erfahrungen mit ähnlichen Situationen (Erfolg, Misserfolg).

Beispiele

- Schwerhörigkeit ist kein Problem, das in die Pflegeplanung aufgenommen werden muss, verfügt der Patient über einen Hörapparat, den er selber bedienen kann. Sie kann aber zu einem Problem werden, das für die Pflege von Bedeutung ist, gerät der Patient in eine abhängige Situation, in der er den Hörapparat nicht mehr bedienen kann (zum Beispiel Apoplexie) oder nicht tragen darf (beim Röntgen, im Operationssaal usw.).

- Die Tatsache, dass der einem bettlägerigen Patienten zugängliche Bereich auf Bett, Nachttisch und Stuhl beschränkt ist, bedeutet noch kein Problem für ihn, wenn er akut krank ist und weiss, dass er nur kurz hospitalisiert sein wird. Er hat die Möglichkeit, sich anzupassen und diese Einschränkung zu akzeptieren. Anders ist die Bedeutung der gleichen Situation für einen Langzeitpatienten. Die Einengung seines Lebensbereichs kann ihm zum grossen, dauernden Problem werden, besitzt er die physische und psychische Kraft nicht mehr, seine Umgebung zu verändern. Dieser Umstand muss in der Pflegeplanung berücksichtigt werden, mit dem Ziel, dem Patienten eine möglichst lebenswerte Umgebung und Abwechslung zu gewährleisten.

Für die Pflegeplanung lassen sich die erkannten Probleme folgendermassen einteilen:

Einteilung der Pflegeprobleme

- Aktuelle, tatsächliche Probleme sind beobachtbar, messbar, werden vom Patienten bestätigt.

- Potentielle, mögliche Probleme sind im Moment noch nicht aktuell, aber vom Wissen und von der Erfahrung her ist die Möglichkeit gegeben, dass sie zusammen mit gewissen Risikofaktoren auftreten. Es handelt sich meist um Probleme, die durch geeignete prophylaktische Massnahmen vermieden werden können (siehe auch generelle Probleme).

- Verdeckte, vermutete Probleme: Vom Verhalten des Patienten her kann vermutet werden, dass ein Problem existiert, das ihm möglicherweise nicht bewusst ist oder über das er sich nicht äussert, aber für die Pflege von Bedeutung sein könnte.

Beispiel

Ein junger Patient, lange auf einer orthopädischen Abteilung, wird nun konkret auf den Spitalaustritt vorbereitet. Er benötigt die Betreuung durch seine Angehörigen, sobald er nach Hause kommt. Der vorher sehr kooperative Patient macht plötzlich nicht mehr mit.
Die Schwester vermutet folgendes:
Traut sich der Patient das Leben zu Hause noch nicht zu?
Sind Schwierigkeiten in der Beziehung zu den Angehörigen vorhanden?

Vermutet man ein solches Problem, sollte gesprächsweise geklärt werden, ob dies zutrifft.

2.423

Welche Probleme werden nun in die Pflegeplanung aufgenommen?

Grundsätzlich kann eine Unterscheidung gemacht werden zwischen generellen und individuellen Problemen.

Generelle Probleme sind typische voraussehbare Probleme, die den meisten Patienten unter den gleichen Bedingungen und mit den gleichen Risikofaktoren gemeinsam sind.

Beispiele

- Bei allen Patienten, die längere Zeit bettlägerig sind, besteht die Gefahr von Dekubitus, Kontrakturen, Muskelatrophie, Obstipation usw.

- Die meisten Patienten haben Angst beim Spitaleintritt oder vor einer Operation, alle sind in dieser Situation informationsbedürftig.

- Die meisten Patienten haben nach einer Operation Schmerzen, sind gewissen Gefahren ausgesetzt, wie Wundinfektion, Aspirationspneumonie, Thrombose, Embolie, Schwindel, Kollaps beim ersten Aufstehen usw.

Individuelle Probleme sind für einen Patienten spezifisch und betreffen seine persönlichen Lebensumstände und sein persönliches Erleben. Auch generelle Probleme werden zu individuellen Problemen, wenn Abweichungen vom typischen Verlauf beobachtet werden.

Generelle Probleme sind oft solche, die den Organismus betreffen und damit den durch die naturwissenschaftliche Forschung bestätigten Gesetzmässigkeiten folgen. Im weiteren sind es oft Probleme, die mit den grundlegenden Rechten des Patienten zu tun haben. Diese vom Wissen und von der Erfahrung her voraussehbaren Probleme können Gegenstand einer standardisierten Pflegeplanung werden. Das heisst, sie müssen in der Pflegeplanung des Patienten nicht speziell erwähnt werden, weil sie durch abteilungsinterne Pflegevorschriften ohnehin abgedeckt sind. Individuelle Probleme aber müssen auf jeden Fall in der Pflegeplanung beschrieben werden.

Auf die Möglichkeit der Verwendung standardisierter Pflegepläne wird unter 2.442 und 2.443 hingewiesen.

Zusammenfassend ist zu sagen, dass die Erfassung und die Formulierung der Probleme des Patienten den entscheidenden Schritt im Krankenpflegeprozess darstellen. Hier wird der Grundstein für die Pflegeplanung gelegt. Probleme, die nicht erkannt sind, können auch nicht angegangen werden. Ressourcen, die nicht erfasst wurden, können auch nicht in die Pflegeplanung einbezogen und zur Problemlösung ausgenützt werden. Beim Arzt ist das Stellen der medizinischen Diagnose der entscheidende Teil seiner Tätigkeit, bei der Schwester ist es sozusagen das Stellen der "Pflegediagnose".

2.43 **Dritter Schritt: Zielsetzung - Pflegeziel**

Im Sinne des Problemlösungsprozesses gehört zu jedem formulierten Pflegeproblem ein Pflegeziel. Dieses gibt die Richtung der geplanten Massnahmen an, eine unbefriedigende Situation zu verändern. Das Ziel dient gleichzeitig als Kriterium, als Massstab, die Wirksamkeit der geplanten Massnahmen zu beurteilen, den Unterschied zwischen der Ausgangssituation und dem Endresultat zu messen.

2.431 **Merkmale der Pflegeziele**

Ein Pflegeziel muss realistisch, erreichbar und überprüfbar sein. Es muss dem entsprechen, was dem Patienten wirklich in einer gegebenen Zeit zu erreichen möglich ist. In diesem Sinn drückt es zugleich eine Prognose über den Krankheitsverlauf aus. Eine vollständige Heilung ist sicher in jedem Falle wünschbar, aber der Patient muss oft lernen, mit einer Behinderung zu leben, oder er ist sogar in einer Situation, welche über eine konstante Schwächung schliesslich zum Tod führt.

Teilziele

Es ist von Vorteil, zu den aufgeführten Pflegeproblemen Teilziele zu formulieren, und zwar für kürzere Zeitabstände, die kleine erreichbare Fortschritte bezeichnen. Auf diese Weise sind sichtbare Erfolgserlebnisse möglich, die sowohl den Patienten wie die Schwester motivieren.

Fernziele

Jedes Teilziel ist dem obersten Ziel, das man Fernziel oder Rehabilitationsziel nennen kann, untergeordnet. Gemäss der in diesem Buch formulierten Auffassung von Gesundheit liegen die Fernziele in folgendem Rahmen:

- Grösstmögliches Wohlbefinden.
- Grösstmögliche Unabhängigkeit in den verschiedenen Lebensbereichen.
- Kompensation von eingeschränkten Funktionen.
- Erhaltung oder Wiederherstellung eines gesunden Selbstwertgefühls.
- Aufrechterhaltung der Beziehungen zur Umwelt.
- Neuorientierung, Sinnfindung im Leben.
- Würdiges Sterben.

Auch das Fernziel muss für jeden Patienten individuell und konkret formuliert werden. Es muss spezifisch auf seine Probleme und auf seine Lebenssituation ausgerichtet sein.

Pflegeplanung

Formulierung der Pflegeziele

Die Formulierung der Pflegeziele soll so konkret wie möglich sein. Das Ziel soll

- vom Patienten her formuliert werden;
- möglichst einen qualitativen oder quantitativen Hinweis enthalten (Eigenschaftswort, Masseinheit)
- möglichst ein Zeitelement enthalten, was die Ueberprüfung der Zielerreichung erleichtert;
- so knapp wie möglich formuliert sein;
- keine Pflegemassnahme beschreiben.

Ein Pflegeziel kann folgendes beschreiben:

Verhalten des Patienten

- kann über seine Angst reden
- hat wieder Vertrauen in den Arzt
- nimmt spontan Kontakt auf mit seinen Mitpatienten
- lächelt wieder

Zustand des Patienten

- hat intakte Haut
- hat Gleichgewicht beim Stehen
- hat schmerzlosen Stuhlgang

Messbaren Befund

- trinkt 2000 ml Flüssigkeit pro 24 Stunden
- nimmt bis Ende Woche mindestens 2 kg ab (oder zu)
- hat einen negativen Urinzuckerbefund

Wissen des Patienten

- kennt die Zeichen der Hypoglykämie und weiss, was er dagegen tun muss
- weiss, dass er 20 Tropfen Konakion® nehmen muss bei einer allfälligen Blutung (bei Antikoagulation)

Können des Patienten

- kann bis Ende Woche mit Krücken im Korridor hin- und hergehen
- kann die fünf Stufen bis zu seiner Wohnungstür hinaufsteigen
- kann ohne Abscheu bei der Pflege seiner Kolostomie zuschauen
- kann seine Kolostomie selbständig besorgen
- richtet seine Tabletten selber und nimmt sie pünktlich, ohne Verwechslung

Oft muss ein Ziel formuliert werden, das einen Entwicklungsprozess des Patienten bezeichnet, der längerfristig abläuft und schwer überprüfbar ist

- kommt allmählich zu einer Entscheidung (Berufswechsel, Eintritt in ein Pflegeheim usw.)
- gewinnt sein Selbstvertrauen zurück
- kommt zur Erkenntnis, dass er trotz seinem amputierten Bein ein normales Leben führen kann
- findet eine neue, für ihn sinnvolle Beschäftigung bei bleibender Behinderung

2.44 Vierter Schritt: Planung der Massnahmen - Pflegeplan

2.441 Individueller Pflegeplan

Die Planung der Pflegemassnahmen orientiert sich an den individuellen Problemen und Zielen des Patienten. Die Massnahmen können als eigentliche Pflegeverordnungen betrachtet werden, die eingehalten werden müssen und kontrolliert werden können.

Die Formulierung soll deshalb
- konkrete Massnahmen beschreiben, mit denen man das gesetzte Ziel am besten zu erreichen hofft oder die sich bisher für diesen Patienten als wirkungsvoll erwiesen haben;
- die Art, die Quantität, die zeitlichen Abstände der Massnahmen angeben;
- so kurz und knapp wie möglich, aber für alle an der Pflege Beteiligten verständlich sein.

Beispiel

80jähriger, sehr magerer Mann, Status nach Apoplexie.

Problem	Pflegeziel	Pflegeplan
Dekubitusgefahr: Gerötete Druckstellen am Sakrum, 2 cm Durchmesser, an beiden Fersen, 1 cm Durchmesser	Intakte Haut	Alle zwei Stunden Lagewechsel, jedesmal Franzbranntwein an Druckstellen einreiben, jedesmal Patient ansprechen und Absicht erklären, Fersenkissen, Schaffell

Bei der individuellen Planung der Massnahmen müssen die Ressourcen des Patienten und seiner Angehörigen berücksichtigt und miteinbezogen werden, denn diese haben eine grosse Bedeutung für die Erreichung der Pflegeziele, besonders der Rehabilitationsziele.

Der Patient sollte möglichst bei der Planung der Massnahmen miteinbezogen werden (Recht auf Mitbestimmung), sofern er bei Bewusstsein und entscheidungsfähig ist. Dies ist ganz besonders wichtig bei Langzeitpatienten und solchen, die dauernd mit einer Behinderung oder chronischen Schmerzen leben müssen, weil sie meist am besten wissen, was ihnen guttut. Der Patient muss auch auf verständliche Art und Weise über Massnahmen informiert werden, die seinen Wünschen oder Vorstellungen nicht entsprechen und die er eventuell ablehnt, die aber notwendig sind zur Zielerreichung.

2.442 Standardisierter Pflegeplan

Wie wir schon in der Anleitung zur Formulierung der Pflegeprobleme gesehen haben, gibt es eine Anzahl typischer Probleme, die bei den meisten Patienten unter den gleichen Bedingungen auftreten können. Für diese typischen Probleme sind Pflegemethoden vorhanden, die den Schwestern von der Ausbildung her bekannt oder in den Pflegerichtlinien der Station beschrieben sind. Zum Beispiel brauchen alle Menschen Körperpflege oder haben Ausscheidungen. Damit wird jeder Patient vor ähnliche Probleme gestellt, sofern dies im Bett geschehen muss. Es ist unnötig und unwirtschaftlich, diese typischen Pflegemassnahmen bei jedem Patienten in der Patientendokumentation zu beschreiben.

Um zu einer wirtschaftlichen Pflege beizutragen, können zweckmässige Checklisten erstellt werden, welche täglich zu verrichtende Pflegemassnahmen in Zusammenhang mit den physischen Grundbedürfnissen des Patienten berücksichtigen (siehe Kapitel 3, Gestaltung der Patientendokumentation, Seite 63).

Oft werden auch standardisierte Pflegeschemas verwendet, wenn zum Beispiel auf einer bestimmten Station immer wieder dieselben typischen Krankheitsabläufe vorkommen. So sind sicher die üblichen Schemas für die Durchführung prä- und postoperativer Massnahmen allgemein bekannt. Dabei muss jedoch auf eine grosse Gefahr bei der Verwendung solcher und ähnlicher Pflegeschemas hingewiesen werden: Obschon diese ein rationelles Arbeitsinstrument für den Arzt und die Schwester darstellen, welche den normalen Krankheits- und Heilungsverlauf berücksichtigen, so ist doch die Gefahr gross, dass sie stur und routinehaft bei jedem Patienten angewendet werden, ohne auf die individuellen Unterschiede zu achten. Denn was heisst "normal"? Jeder Mensch reagiert anders auf die Belastungen einer diagnostischen Massnahme oder eines chirurgischen Eingriffs.

Ein standardisierter Pflege- und Behandlungsplan kann aber durchaus zu einer wirtschaftlichen Gestaltung der Pflege beitragen, sofern er verantwortungsvoll eingesetzt wird unter sorgfältiger Beachtung der individuellen Reaktionen des Patienten. Jede Abweichung vom typischen Verlauf wird zum individuellen Problem des Patienten und damit Gegenstand eines individuellen Problemlösungsprozesses mit entsprechenden Eintragungen in der Patientendokumentation.

2.443 Form eines standardisierten Pflegeplans

Ein Pflege- und Behandlungsschema ist nichts anderes als eine konstante pflegerische oder ärztliche Verordnung für ein typisches, unter bestimmten Umständen auftretendes Problem.

Beispiele

- Präoperative Vorbereitung, Vorbereitung auf Untersuchungen.
- Postoperativer Verlauf: Ingangsetzung der normalen Lebensfunktionen.
- Lebensrettende Sofortmassnahmen.
- Wundpflege.
- Prophylaxen: Pneumonieprophylaxe, Thromboseprophylaxe, Dekubitusprophylaxe, Kontrakturprophylaxe usw.
- Diäten.
- Mobilisationsstufen.
- Rehabilitation.

Zum Aufstellen eines standardisierten Pflege- und Behandlungsplans sollte logischerweise ebenfalls nach dem Problemlösungsprozess vorgegangen werden wie bei der individuellen Pflegeplanung:

Problem und Begründung, wann und warum es auftreten kann	→ Ziel	→ Massnahmen

Jede Station sollte zweckmässigerweise für typische Probleme, die bei den hier hospitalisierten Patienten vorkommen, standardisierte Pflege- und Behandlungspläne aufstellen (letztere gemeinsam mit dem Arzt), die üblichen Pflegemethoden genau beschreiben und diese in einem Handbuch allen Pflegenden zur Verfügung halten.

Bei der Anwendung eines standardisierten Schemas, zum Beispiel bei der postoperativen Pflege, wird der Pflegebericht doppelt wichtig. Der Patient muss genau beobachtet werden. Jede Abweichung von den erwarteten

Resultaten muss im Pflegebericht genau beschrieben werden, so dass die Massnahmen modifiziert und dem Befinden, dem Empfinden und dem Reagieren des Patienten individuell angepasst werden können.

Entsprechen die Fortschritte des Patienten aber dem typischen postoperativen Verlauf, erscheinen Massnahmen und Resultate meist nur in Kurzform in entsprechenden Rubriken der Patientendokumentation.

Als Beispiel siehe Fall 2: Junger Mann, Herniotomie

- Patientendokumentation, pflegerischer Teil (Abbildung 38, Seite 110) sowie Pflegebericht (Abbildung 39, Seite 111).
- Patientendokumentation, medizinischer Teil (Abbildung 40, Seite 112).
- Postoperatives Behandlungs- und Pflegeschema (Abbildung 42, Seite 114).

2.45

Fünfter Schritt: Durchführung der Pflege

Das vorliegende Buch ist nicht der Platz, um auf diesen Schritt des Krankenpflegeprozesses ausführlich einzutreten. Für die Beschreibung verschiedener Pflegeverrichtungen verweisen wir auf einschlägige Lehrbücher. Als Beispiel sei hier das Buch von Liliane Juchli[3] aufgeführt.

Für Ueberlegungen hinsichtlich der äusseren Voraussetzungen zur Durchführung einer patientenorientierten Pflege verweisen wir auf das Kapitel 5, Voraussetzungen für die Durchführung der Pflegeplanung, Seite 165.

2.46 **Sechster Schritt: Beurteilung der Pflegewirkung - Pflegebericht**

Der Pflegebericht ist ein Rechenschaftsbericht über den Verlauf und die Wirkung der Pflege sowie über das wechselnde Befinden des Patienten.

Gesamthaft sollen sich die Eintragungen im Pflegebericht auf die Probleme und Zielsetzungen des Patienten beziehen und Rückmeldung über die Wirkung der Massnahmen geben. Der Regelkreis wird so geschlossen (Feedbacksystem).

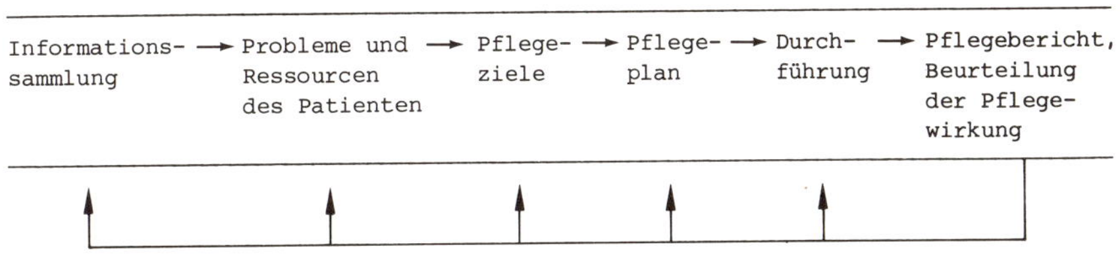

Der Pflegebericht dient zwei Zwecken, nämlich der Beurteilung der Pflegewirkung und der Informationssammlung.

2.461 **Beurteilung der Pflegewirkung**

Die Eintragungen im Pflegebericht sollen sich auf genaue Beobachtungen stützen und auf folgende Fragen Antwort geben:

- Was für eine Wirkung hatte die Pflege auf den Patienten?
- Wie sind seine Reaktionen auf einzelne Massnahmen?
- Wie ist sein Befinden heute?
- Sind Veränderungen in seinem Zustand eingetreten: positive, negative, keine?
- Inwieweit wurden die gesetzten Ziele erreicht?

Auf Grund dieser Beurteilung können Entscheidungen getroffen werden, ob die Ziele erreicht wurden oder ob eine Anpassung der Pflegeziele und Massnahmen notwendig wird.

Beispiel

Junger Mann, Status nach Herniotomie.

Problem →	Pflegeziel →	Pflegeplan →	Pflegebericht
Hautallergie von Heftpflaster, Merfen®	Erträgliche Symptome	Kein Heftpflaster, kein Merfen®	(zwei Tage später) Nur noch leichte lokale Reaktionen
Ekzem an beiden Ellbeugen, Schwellung, Juckreiz, Temperatur- und Pulsanstieg	Abklingen des Exanthems	Medikamentöse und lokale Behandlung (siehe ärztliche Verordnungen)	Fühlt sich wieder wohl
			(vier Tage später) Allergie völlig abgeklungen

2.462

Neue Informationssammlung

Im Pflegebericht werden auch neue Informationen, die durch gezielte Beobachtungen und Gespräche gewonnen wurden, beschrieben. Solche Informationen, die für die Pflege von Bedeutung sind, dienen als Grundlage:

- zum Erkennen und Formulieren neuer Probleme oder Ressourcen des Patienten;
- zur Anpassung der Pflegeziele;
- zur Anpassung der Pflegemassnahmen.

Beispiel

Wöchnerin, 27 Jahre, 3. Para, zwei Tage vor der Entlassung aus dem Spital.

		Pflegebericht
		Aeusserte heute Bedenken, ob sie wohl der grossen Belastung in Haus und Familie gewachsen sei. Sie wolle weder das Neugeborene noch die andern Kinder, noch den Ehemann, noch den Haushalt vernachlässigen. Möchte allem gerecht werden. Hatte schlecht geschlafen deswegen.

(Pfeil vom Pflegebericht zu „Neues Problem“)

Neues Problem →	Neues Ziel →	Neue Pflegemassnahmen
Entlassung: Hat Angst vor der grossen Aufgabe zu Hause	Erlangt Sicherheit für ihre Aufgaben, vorerst mit Unterstützung	Beratung zur selbständigen Kontaktnahme mit Säuglingsfürsorgerin, Hauspflege. Gespräch mit Ehemann

2.5 Unterschied zwischen "didaktischer" und "praktischer" Pflegeplanung

Es ist wichtig, diesen Unterschied hervorzuheben, denn die Ziele dieser beiden Methoden sind nicht die gleichen.

didaktische Pflegeplanung

Eine "didaktische" Pflegeplanung ist ein ausgezeichnetes Lehr- und Lernmittel für die Krankenpflegeausbildung. Bei der Anwendung des Krankenpflegeprozesses lernen Schülerinnen von Anfang an, systematisch Informationen zu sammeln, Probleme und Ressourcen des Patienten zu definieren, darauf aufbauend Pflegeziele aufzustellen und entsprechende Pflegemassnahmen zu planen. Es muss eine detaillierte Analyse von allen Faktoren gemacht werden, die zu Pflegeproblemen führen können. Auch wird man in der Krankenpflegeschule angehalten, alle Probleme im Detail aufzuführen, die bei den Patienten erfasst werden, und die geplanten Massnahmen einzeln an Hand von Pflegeprinzipien zu begründen.

Erst später, mit zunehmender Erfahrung und Uebung wird es gelingen, die spezifischen Patientenprobleme zu erfassen und sie von standardisierten Problemen zu unterscheiden. Dann werden die Schülerinnen fähig sein, den Schritt von der Schulaufgabe zur "praktischen" Pflegeplanung auf der Abteilung zu vollziehen.

praktische Pflegeplanung

Eine "praktische" Pflegeplanung befasst sich mit den spezifischen Problemen des Patienten. Sie ist ein Planungshilfsmittel, das dazu dient, dem Patienten die Pflege zu sichern, die er in seiner individuellen Situation braucht. Sie garantiert die Aufrechterhaltung einer kontinuierlichen Information, die allen Pflegenden zugänglich ist.

Die praktische Pflegeplanung muss rationell, zeitsparend, einfach zu lesen, logisch und übersichtlich sein. Gewisse typische Probleme, die bei den meisten Patienten unter bestimmten Bedingungen auftreten, und die entsprechenden Ziele und Massnahmen können Gegenstand einer standardisierten Pflegeplanung werden.

Manchmal wird die Pflegeplanung von den pflegenden Schwestern als Ganzes abgelehnt, weil sie als aufwendig, unrealistisch und unzumutbar für die Station betrachtet wird, nur weil der Unterschied zwischen "didaktischer" und "praktischer" Pflegeplanung weder den Schülerinnen und ihren Lehrerinnen noch den pflegenden Schwestern klar ist. Und die Schülerinnen sind enttäuscht, wenn sie das in der Schule Gelernte im praktischen Alltag nicht umsetzen können, weil der Pflegeplanung mit Unverständnis begegnet wird. Dieses Missverständnis soll mit obigen Definitionen verhütet werden.

3. Gestaltung der Patientendokumentation

Zweck der Patientendokumentation ist es, alle Informationen, die zur Pflege und Behandlung des Patienten gehören, auf rationelle und übersichtliche Weise aufzunehmen und darzustellen. Die Pflegeblätter werden täglich nachgeführt, so dass man mit den Informationen über den Patienten stets auf dem laufenden ist. Dies ergibt eine chronologische Uebersicht über den Pflegeverlauf und sichert dem Patienten die notwendige Kontinuität der Pflege während 24 Stunden, während sieben Tagen pro Woche, ungeachtet des Schichtbetriebs und der wechselnden Zusammensetzung des Pflegeteams. Die Nachtwache braucht deshalb keinen speziellen Rapport zu schreiben.

Für jeden Patienten sind Blätter vorhanden, meist im A4-Format, die in einer gestaffelten Sichtmappe oder in einer Hängeregistraturmappe aufbewahrt werden. Die Sichtkartei für den Pflegedienst wurde erstmals von der Firma Kardex in Amerika hergestellt; sie wurde von der Schweiz übernommen. Kardex® hat sich in der Schweiz und in deutschsprachigen Gebieten für die Bezeichnung der Pflegeblätter eingebürgert, obwohl andere Firmen seither Dokumentationssysteme für den Pflegedienst entwickelt haben.

Die Patientendokumentation liegt meist im Stationszimmer auf und wird auch auf der Arztvisite mitgeführt, wo die Verordnungen direkt in die entsprechenden Rubriken eingetragen werden können. Sie besteht aus zwei Teilen:

- Aerztlicher Teil: Kurve, Verordnungsrubriken, Medikamenten- und Therapieplan (siehe Abbildung 4).
- Pflegerischer Teil: Rubriken für Probleme und Ressourcen des Patienten, Pflegeziele, Pflegeplan und Pflegebericht (siehe Abbildungen 5 und 6).

Auf den Pflegeblättern müssen die Schritte des Krankenpflegeprozesses zum Ausdruck kommen. Das nachstehende Schema zeigt, welche Formulare oder Rubriken für die schriftliche Dokumentation dieser Schritte vorgesehen sind:

			Durchführung der Pflege	
Informationssammlung	Erfassen der Probleme und Ressourcen des Patienten	Festlegung der Pflegewirkung	Planung der Pflegemassnahmen	Beurteilung der Pflegewirkung
Spitalspezifisches Aufnahmeformular, Checkliste (Abb. 2, S. 38), ärztliche Verordnungen (Abb. 1, S. 37 und Abb. 4, S. 65), Pflegebericht (Abb. 6, S. 67), (für neue Informationen)	Formular (Abb. 3, S. 44), sowie Rubrik "Probleme und Ressourcen des Patienten" (Abb. 5, S. 66)	Rubrik "Pflegeziele" (Abb. 5, S. 66)	Rubrik "Pflegeplan" (Abb. 5, S. 66)	Pflegebericht (Abb. 6, S. 67)

Pflegeplanung

Diagnose:

Allergie:

Medizinische Klinik

	Geb.-Datum	Patienten-Nr.	Zimmer-Nr.	Blutgruppe	Rh. F.
Beruf	Bürgerort	Eintrittstag	Austrittstag	Krankentage	
PLZ, Wohngemeinde, Adresse		Tel. Nr.		Konfession	
Einweisender Arzt, Adresse, Tel.				Vormund	
Kostenträger					

Dat.	Blutentnahmen	Stop

Dat.	Untersuchungen	Stop

Tag/Monat		
Puls rot	Temp. blau	
140	40°	
120	39°	
100	38°	
80	37°	
60	36°	
40	35°	
Blutdruck		
Blutsenkung		
Umfang		
Grösse/Gew.		
Diät		
Stuhl		
Massnahmen		
Zufuhr per os		
Infusion		
Urin-Menge		
Spez. Gew.		
DK/Instill.		
Verluste		
Erbrechen		
Bilanz		
Antikoagulat.		

Dat.	Stop	MO	MI	AB	20h	X	Medikamente per os

Dat.	Stop	Schlafmittel

Dat.	Stop	Dosierung	Medikamente parenteral
		Venen-Kath. / Pflege	
	Unterschrift Abteilungsarzt		

Abbildung 4 Legende: Seite 207.

Pflegeplanung

Name	Grad der Pflegebedürftigkeit	Selbständig	Teilweise hilfsbedürftig	Vollständig hilfsbedürftig	Kontrolle	Häufigkeit	Limiten >	Limiten <
Alter	Mobilisation				Gewicht			
	Körperpflege				Diurese			
Konfession	Ankleiden				BD			
	Nahrungsaufnahme				Respiration			
	Ausscheidung				Puls			
Angehörige (Tel.-Nr.)					Temperatur			
	Prophylaxen							

Datum	**Probleme und Ressourcen** des Patienten	Stopp	Datum	**Pflegeziele**	Stopp	Datum	**Pflegeplan**	Stopp

Abbildung 5 Legende: Seite 207.

Pflegeplanung

Datum	Pflegebericht	Initiale	Datum	Pflegebericht	Initiale

Abbildung 6 Legende: Seite 207.

3.1	Anmerkungen zur Patientendokumentation
Abbildung 5, oberer Teil	Die Darstellung in Form einer Checkliste ist übersichtlich und zeitsparend für die Schwester, weil sie sich für die tägliche Pflege (Grundpflege) mit einem Blick orientieren kann.
Grad der Pflegebedürftigkeit	Die Pflegebedürftigkeit ist in drei Stufen eingeteilt: 1 = selbständig; 2 = teilweise hilfsbedürftig; 3 = vollständig hilfsbedürftig. Die Pflegebedürftigkeit kann mit Bleistift angekreuzt werden. Mit Bleistift können zusätzliche Besonderheiten oder Details erwähnt werden, die für den Patienten zutreffen! Falls in einem dieser Pflegebereiche ein Problem auftritt, markiert man dies hinter dem Kreuzchen mit dem Wort Problem. Dieses Problem wird dann in den Rubriken "Probleme und Ressourcen des Patienten", "Pflegeziele", "Pflegeplan" (unterer Teil des Blattes) genau und differenziert angegangen.
Kontrollen	Hier ist das gleiche Vorgehen, wie oben beschrieben, angezeigt. Auch in dieser Rubrik wird mit Bleistift geschrieben, damit bei Veränderungen das Veraltete ausradiert und die Neuanpassung eingetragen werden kann.
Abbildung 5, unterer Teil, Probleme und Ressourcen des Patienten	Diese wurden durch eine vorangegangene Informationssammlung mit Hilfe von Beobachtungen und Gesprächen erfasst (siehe Abbildungen 2 und 3, allenfalls auch Abbildung 6). Sie werden in dieser Rubrik knapp und klar eingetragen. Die Eintragung wird gestoppt, wenn das Problem gelöst ist oder sich verändert.
Pflegeziele	Diese müssen für den Patienten, die Angehörigen und das Pflegepersonal glaubwürdig und erreichbar sein. Die Ziele sollen so konkret formuliert werden, dass sie zum Messen der Fortschritte des Patienten dienen können. Die Eintragung wird gestoppt, wenn das Ziel erreicht ist oder verändert werden muss.
Pflegeplan	Hier werden die zur Zielerreichung notwendigen Massnahmen konkret beschrieben. Alle verfügbaren Mittel und vorhandenen Ressourcen von Patient und Spital werden berücksichtigt und sinnvoll eingesetzt. Die Massnahmen werden gestoppt, wenn sie nicht mehr aktuell sind.

3.2 Anmerkungen zum Pflegebericht

Abbildung 6

Der Pflegebericht als Rechenschaftsbericht dient der Beurteilung der Pflegewirkung sowie der Informationssammlung.

Beurteilung der Pflege

Wenn wichtige Beobachtungen im Zusammenhang mit einem formulierten Problem vor, während oder nach der Durchführung pflegerischer Massnahmen gemacht und wertfrei im Pflegebericht festgehalten werden, ist es dem Pflegepersonal und den Aerzten möglich, mit Hilfe des Pflegeziels allfällige Fortschritte oder Rückschläge genau zu erfassen. Auf Grund dieser Beurteilung können Entscheidungen getroffen werden, ob eine Veränderung des Pflegeziels oder/und eine Anpassung der Pflegemassnahmen notwendig wird.

Informationssammlung

Die durch Beobachtungen und Gespräche gewonnenen Informationen, welche für die Pflege von Bedeutung sind, werden sowohl beim Eintritt des Patienten wie während des ganzen Verlaufs objektiv und ohne Wertung im Pflegebericht festgehalten.

Diese neuen Informationen dienen als Grundlage
- zum Erkennen und Formulieren von Pflegeproblemen und Ressourcen des Patienten;
- zur Anpassung der Pflegeziele;
- zur Anpassung der Pflegemassnahmen.

4. Beispiele für die Pflegeplanung

In diesem Kapitel zeigen wir an Hand konkreter Beispiele, wie der Krankenpflegeprozess (systematische Pflegeplanung) in der geriatrischen, chirurgischen, medizinischen, pädiatrischen, geburtshilflichen und psychiatrischen Krankenpflege sowohl spitalintern wie spitalextern praktisch angewendet werden kann.

Beispiele von Pflegeplanung auf Akutstationen

- Fall 1: Betagter behinderter Mann, nach Prostataoperation.
- Fall 2: Junger Mann, Herniotomie.
- Fall 3: Patient mit Colitis ulcerosa.
- Fall 4: Kind mit Tibiafraktur.
- Fall 5: Kranker Säugling und seine Mutter.
- Fall 6: Wöchnerin und ihr Neugeborenes.
- Fall 7: Junger Suchtkranker (Alkoholismus).

Beispiel von Pflegeplanung auf einer Pflegestation

- Fall 8: Betagte behinderte Frau.

Beispiel von Pflegeplanung zu Hause

- Fall 9: Betagte Frau mit Ulcus cruris.

Am Fall 1 werden die einzelnen Schritte des Krankenpflegeprozesses und die entsprechenden Eintragungen in den Pflegeblättern (Kardex®) im Detail demonstriert und erklärt. Bei den anderen Fällen erscheinen die ausgefüllten Pflegeblätter ohne Erklärung.

Nur in den Fällen 2 und 6 zeigen wir ein ärztliches Verordnungsblatt mit Kurve. In allen anderen verzichten wir aus Platzgründen darauf und beschränken uns ausschliesslich auf die pflegerischen Probleme.

Hinweis für den Lernenden: Versuchen Sie, auf Grund der Hinweise in der Informationssammlung selbst, die Probleme und Ressourcen des Patienten zu erfassen! Schreiben Sie diese nieder, bevor Sie weiterblättern, und vergleichen Sie erst dann Ihre Version mit der in diesem Buch dargestellten! Gehen Sie dann einen Schritt weiter, und erstellen Sie eine eigene Version für die ersten Angaben des Patientendokumentationsblattes und vielleicht auch für einen ersten Pflegebericht! Am Schluss des Buches finden Sie Vorlagen sowohl für ein Formular Patientendokumentation (pflegerischer Teil) als auch für ein Formular Pflegebericht. Sie können diese photokopieren und zu Uebungszwecken verwenden.

4.1	**Detaillierte Anleitung für das schrittweise Vorgehen in der Pflegeplanung**
4.11	**Fall 1: Betagter behinderter Mann nach Prostataoperation**
4.111	**Erster Schritt des Krankenpflegeprozesses: Informationssammlung**
Personalien	Name: A. Vorname: J. Alter: 75 Jahre Konfession: römisch-katholisch Beruf: alt Landwirt (Bergbauer) Wohnort: E. Nationalität: Schweizer
Familiensituation	Seit 23 Jahren verwitwet. Hat 3 Söhne und 2 Töchter. Alle sind verheiratet und haben Kinder. Der nächstwohnende Sohn lebt 80 km entfernt. Mit Genugtuung erzählt Herr A., dass alle einen Beruf gelernt haben und es ihnen gut gehe. Von Zeit zu Zeit erhält er einen Brief, hin und wieder auch einen Besuch. Seinen Hof hat er verpachtet. Seit 9 Jahren lebt Herr A. im Altersheim in der Nähe seines Heimatdorfes.
Finanzielle Sicherheit	AHV-Rente, Pachtzinseinnahme, Krankenkassen und Unfallversicherung.
Diagnose	Prostatahyperplasie.
Beschwerden	Seit neun Jahren gehunfähig. Seit einem Jahr immer wieder auftretende Miktionsstörungen, Dauerkatheter seit zwei Monaten.
	Behandlungsplan des Arztes
Präoperative Vorbereitung	- Abklärung: Herz, Lunge (Thoraxröntgen), EKG, medizinisches Konsilium. - Medikamente: Wegen leichter Herzinsuffizienz und leichter Knöchelödeme Diuretika, Digitalis. - Blutwerte: Enzyme, Chemie, Blutbild, Gerinnung; normale Werte. - Operation: Transurethrale Resektion der Prostata in Vollnarkose am 6. Januar.

Postoperative Massnahmen	- Kontrollen: BD, Puls, Atmung, Blutung. Keine abweichenden Resultate. - Medikamente: Prophylaktische Infektabwehr durch Verabreichung von Bactrim®, Diuretika, Digitalis, Spüldrainage mit Natriumchlorid 0,9%.
	Nach einem komplikationslosen postoperativen Verlauf treten verschiedene ungelöste Probleme in den Vordergrund, welche über längere Zeit durch mehrere Gespräche mit dem Patienten und Beobachtungen des Pflegepersonals erkannt werden. Aus diesem Grunde wird Herr A. auf Zusehen hin auf der chirurgischen Station behalten, da kein Bett auf der medizinischen frei ist.
Aeussere Erscheinung des Patienten	Der Patient hat kräftige Arme und Hände, muskelatrophische Beine. Keine Spitzfüsse. Er ist immer sauber rasiert, und sein schönes, weisses Haar ist gut gekämmt. Trotz seinen verschiedenen Behinderungen schafft er positive Beziehungen mit den ihn umgebenden Menschen.
Der Patient erzählt	Er sei im Altersheim zufrieden. Man lasse ihn dort in Ruhe. Er verbringe jeden Vormittag im Bett, und am Nachmittag sitze er im Lehnstuhl, manchmal im Rollstuhl. Mit dem Zimmerkollegen habe er ein gutes Verhältnis. Sie besprächen zusammen Vorkommnisse vom Tag. Er besitze einen Rundfunkempfänger, höre mittags und abends die Nachrichten. Er sitze jeweils nah beim Apparat. Seit einem Jahr lese er keine Zeitungen, Bücher oder Heftli mehr. Sein Zimmerkollege lese ihm seine Briefe vor. Das Lesen strenge die Augen zu stark an. Alle Buchstaben seien verschwommen.
Das Pflegepersonal beobachtet	während der Gespräche, dass er ständig auf den Mund des Sprechenden schaut. Herr A. gibt klare Auskunft, wenn man vor ihm stehend langsam und deutlich spricht, die Stimme leicht verstärkt und ihn dabei ansieht. Spricht man aus Distanz zu ihm, antwortet er nicht oder sagt er etwas, das nicht im Zusammenhang mit der Frage oder Aussage steht.
Das Pflegepersonal beobachtet	während des Bettens und der Körperpflege, dass er Zehen, Füsse und Beine bewegt. Auf die Frage, wie es dazu gekommen sei, dass er nicht mehr gehen könne, erzählt er folgendes: "Das Gelände meines Heimwesens ist so stotzig, dass ich es nicht mehr bearbeiten konnte, weil die Hüftgelenke schmerzten. Deshalb entschloss ich mich, mein Heimwesen in Pacht zu geben. Den Haushalt führte ich jedoch viele Jahre lang ganz allein. Vor zehn Jahren hatte ich einige Tage sehr hohes Fieber, furchtbares Stechen und Schmerzen beim Atmen, so dass ich das Bett nicht mehr verlassen konnte. Ich

musste eine richtige Hunger-, Durst- und Schmutzkur durchmachen, bis mich der Pächter nach zehn Tagen in traurigem, beschämendem Zustand antraf. Seither bin ich gelähmt. Die Beine haben mich nie mehr getragen. Das ist der Grund, warum man mich ins Altersheim brachte."

Untersuchungen und Ergebnisse — Neurologische Abklärung wegen langjähriger Gehunfähigkeit. Keine pathologischen Befunde.

Verordnete Therapie — Aktive und passive Bewegungsübungen, Gehtraining.

4.112 Zweiter Schritt des Krankenpflegeprozesses: Erfassung der Probleme und der Ressourcen des Patienten

In der Abbildung 7 ist das Pflegeblatt "Checkliste" und in der Abbildung 8 ist dasjenige der "Erfassung der Probleme und Ressourcen des Patienten" dargestellt.

Die Checkliste entspricht derjenigen in der Abbildung 2. Man ersieht daraus, dass es für den Patienten A. in den mit X bezeichneten Bereichen Probleme gibt, die einer gezielten Pflege bedürfen. Dabei muss für diejenigen Bereiche, in denen ein Problem vorliegt, folgendes überlegt werden:

- Wie hoch ist der Grad der Selbständigkeit?
  selbständig,
  teilweise hilfsbedürftig,
  vollständig hilfsbedürftig.
- Welches sind die bisherigen Lebensgewohnheiten, welche Anpassungsversuche unternehmen der Patient und seine Angehörigen in bezug auf die veränderten Lebensbedingungen?
- Was bedeutet der Zustand des Patienten für ihn und seine Familie im gegenwärtigen Lebensabschnitt? Welche entsprechenden Erwartungen sind vorhanden?

4.113 Dritter bis fünfter Schritt des Krankenpflegeprozesses: Zielformulierung - Pflegeplan - Durchführung der Pflege

Als dritter Schritt folgt die Zielformulierung in Zusammenhang mit den Problemen und Ressourcen des Patienten. Dazu werden die entsprechenden Rubriken im Patientendokumentationsblatt ausgefüllt (Abbildung 9). Dann wird die Rubrik "Pflegeplan" ausgefüllt (vierter Schritt). Die eigentliche Ausführung der Pflegemassnahmen (Schritt fünf) erfolgt anschliessend; sie ist naturgemäss aus der vorliegenden Dokumentation nicht direkt ersichtlich.

Pflegeplanung

Checkliste zur Informationssammlung

Bereiche, in welchen Probleme und daraus Pflegebedürfnisse entstehen können
(Zutreffendes ankreuzen und unterstreichen)

☐ Atmung	
☐ Ausscheidung	Stuhl, Urin, Schweiss, Erbrechen usw.
☐ Bekleidung	Wahl, Anziehen, Ausziehen
☐ Ernährung	Essen, Trinken
☐ Körperpflege	Haut, Haare, Mund, Nase, Augen, Ohren, Nägel, Intimbereich
☒ Mobilität	im Bett, im Raum, im Freien
☐ Ruhe, Schlaf	
☐ Sexualität	
☐ Wärme-, Kältegefühl	
☐ Selbstwertgefühl	Selbstbewusstsein, Selbstvertrauen, Selbstwertschätzung
☐ Stimmung	Gefühle, zum Beispiel Angst, Trauer, Enttäuschung
☐ Verantwortungsfähigkeit	Selbstdisziplin, Entscheidungsfähigkeit
☐ Lernen	Lernwille, Lernfähigkeit
☐ Sinnvolle Zeitanwendung	Beschäftigung, Unterhaltung
☒ Kommunikation:	
Empfang von Sinneseindrücken	Hören, Sehen, Riechen, Tasten, Schmecken
Senden von Informationen	Sprechen, Schreiben, averbale Zeichen
☐ Beziehungen	zu Familie, Freunden, Mitpatienten, Betreuern
☐ Rolle in der Gesellschaft	als Familienmitglied, Berufsangehöriger, Staatsbürger
☐ Kultur	Sitten, Bräuche, Sprache
☐ Religion	Ueberzeugungen, Werte, Vorschriften
☐ Umweltbedingungen, Wohnverhältnisse	
☐ Finanzielle Sicherheit	
☐ Andere:	
☐	
☐	

Abbildung 7 Legende: Seite 207.

Pflegeplanung

Erfassung der Probleme und Ressourcen des Patienten, die für die Pflege von Bedeutung sind

Probleme des Patienten, die sich auf Grund der Informationssammlung ergeben:

Kommunikation	*Schwerhörigkeit.*
	Sehbehinderung: Nähe ganz stark, Ferne leicht.
Mobilität	*Gehunfähigkeit.*

Ressourcen (Fähigkeiten und Möglichkeiten) des Patienten und seiner Angehörigen, die für die Lösung obiger Probleme von Bedeutung sind:

Kann Gespräche verstehen, wenn Distanz, Stimmstärke und Sprechtempo ihm angepasst sind.
Hat klares Denkvermögen.
Kann Menschen und Gegenstände in der Ferne erkennen.
Kann Zehen, Füsse und Beine im Bett selbständig bewegen.
Hat Interesse an Tagesereignissen.
Hat Freude an Söhnen und Töchtern und deren Familien, aber auch an anderen guten Beziehungen.

Abbildung 8 Legende: Seite 208.

4.114 **Sechster Schritt des Krankenpflegeprozesses: Beurteilung der Pflegewirkung, Pflegebericht**

Wichtige Beobachtungen und neue Informationen im Zusammenhang mit den am 15. Januar formulierten Problemen (Abbildung 9) werden objektiv im Pflegebericht (Abbildung 10) festgehalten. So ist es möglich, im Vergleich mit den Pflegezielen allfällige Fortschritte oder Rückschläge zu erfassen oder neue Probleme zu erkennen.

An Hand der Pflegeziele und des Pflegeberichts lässt sich nun beurteilen, ob eine Veränderung stattgefunden hat, die eine Anpassung der Pflegeplanung bedingt, zum Beispiel:

- Formulierung eines neuen Problems,
- Austragung (Streichung) eines erreichten Pflegeziels,
- Veränderung eines Pflegeziels,
- Anpassung der Pflanung und Durchführung der Pflege.

Bezogen auf unser Beispiel, bedeutet dies:
Im ersten Pflegebericht sind Eintragungen vom 16. und 17. Januar bezüglich Stehens des Patienten (Abbildung 10). Diese haben keinen Einfluss auf die Pflegeplanung; die hierauf sich beziehenden Eintragungen in der Patientendokumentation bleiben unverändert.

Dagegen ist am 16. Januar die ophthalmologische Untersuchung erklärt worden, der Patient ist mit der Untersuchung einverstanden. Das Ziel ist somit erreicht. Deshalb wird nun in den Rubriken "Pflegeziel" und "Pflegeplan" mit einer entsprechenden Schraffur und dem Datum die Austragung vorgenommen (Abbildung 11, blaue Schrift).

4.115

Die weitere Entwicklung des Krankenpflegeprozesses im Spiegel der laufenden Erweiterung und Anpassung von Pflegebericht und Patientendokumentation

Die Abbildungen 12 bis 35 vermitteln den ganzen Fortgang des Krankenpflegeprozesses an Hand der sich entwickelnden Pflegeberichte. Dabei sind die Veränderungen in den Eintragungen vom einen zum nächstfolgenden Blatt der besseren Erkennbarkeit wegen in Blau eingetragen.

Pflegeplanung

Name A. J.	Grad der Pflegebedürftigkeit	Selbständig	Teilweise hilfsbedürftig	Vollständig hilfsbedürftig	Kontrolle	Häufigkeit	Limiten >	Limiten <
Alter	Mobilisation			x Problem	x Gewicht	1x wöch. Di		65kg
75 Jahre	Körperpflege		x Rücken, Beine		x Diurese	täglich		
Konfession	Ankleiden		x		x BD	an geraden Tagen		
röm.-kath.	Nahrungsaufnahme	x			Respiration			
	Ausscheidung		x Urin	x Stuhl	x Puls	1x abends		
Angehörige (Tel.-Nr.)					x Temperatur	1x abends		
	Prophylaxen							
	Dekubitus	x Lagewechsel	x Gesäss, Fersen					
	Kontraktur	x Kniegelenk	x Hüftgelenk					

Datum	**Probleme und Ressourcen** des Patienten	Stopp	Datum	**Pflegeziele**	Stopp	Datum	**Pflegeplan**	Stopp
15.1.	Schwerhörigkeit Kann Gesprächen aus Distanz nicht folgen.		15.1.	Schwerhörigkeit - Problemlose akustische Verständigung. - Hat Kenntnisse über otologische Untersuchung und ist damit einverstanden.		15.1.	Schwerhörigkeit - Sprechtempo, Stimmstärke, Distanz anpassen. - Otologische Untersuchung erklären (20.1. angemeldet).	
15.1.	Sehbehinderung Kann nicht mehr lesen. Erkennt Personen aus einiger Entfernung.		15.1.	Sehbehinderung - Keine Benachteiligung. - Hat Kenntnisse über ophthalmologische Untersuchung und ist damit einverstanden.		15.1.	Sehbehinderung - Herrn A. fragen, wer allfällige Post vorlesen soll. - Ophthalmologische Untersuchung erklären (18.1. angemeldet).	
15.1.	Gehfähigkeit Seit zehn Jahren vormittags im Bett, nachmittags im Lehn- oder Rollstuhl. Dreht sich im Bett selbständig. Kann Zehen und Fussgelenk aktiv bewegen, Knie- und Hüftgelenk aktiv beugen und strecken. Wurde bis jetzt auf Stuhl beziehungsweise ins Bett getragen.		15.1.	Gehfähigkeit - Teilziele mit Hilfe: 1. Stehen. 2. Schritte machen. 3. Absitzen. 4. Aufstehen. - Fernziel: Selbständiges Gehen mit Gehböckli.		15.1.	Gehfähigkeit - In Zusammenarbeit mit der Physiotherapeutin das Mass der Uebungen und die Art der Unterstützung, dem jeweiligen Zustand von Herrn A. angepasst, abklären. - Physiotherapeutin stellt Plan auf. - Beine einbinden.	

Abbildung 9

Legende: Seite 208.

Pflegeplanung

Datum	Pflegebericht	Initiale	Datum	Pflegebericht	Initiale
16.1.	Stehen Am Bettrand mit Unterstützung auf beiden Seiten. Sackt nach 2 Minuten in die Knie.				
17.1.	Stehen 3 Minuten ohne Absacken.				

Abbildung 10 Legende: Seite 208.

Pflegeplanung

Name A. J.	Grad der Pflegebedürftigkeit	Selbständig	Teilweise hilfsbedürftig	Vollständig hilfsbedürftig	Kontrolle	Häufigkeit	Limiten >	Limiten <
Alter	Mobilisation			x Problem	x Gewicht	1x wöch. Di		65kg
75 Jahre	Körperpflege		x Rücken, Beine		x Diurese	täglich		
Konfession	Ankleiden		x		x BD	an geraden Tagen		
röm.-kath.	Nahrungsaufnahme	x			Respiration			
	Ausscheidung		x Urin	x Stuhl	x Puls	1x abends		
Angehörige (Tel.-Nr.)					x Temperatur	1x abends		
	Prophylaxen							
	Dekubitus	x Lagewechsel	x Gesäss, Fersen					
	Kontraktur	x Kniegelenk	x Hüftgelenk					

Datum	**Probleme und Ressourcen** des Patienten	Stopp	Datum	**Pflegeziele**	Stopp	Datum	**Pflegeplan**	Stopp
15.1.	Schwerhörigkeit Kann Gesprächen aus Distanz nicht folgen.		15.1.	Schwerhörigkeit - Problemlose akustische Verständigung. - Hat Kenntnisse über otologische Untersuchung und ist damit einverstanden.		15.1.	Schwerhörigkeit - Sprechtempo, Stimmstärke, Distanz anpassen. - Otologische Untersuchung erklären (20.1. angemeldet).	
15.1.	Sehbehinderung Kann nicht mehr lesen. Erkennt Personen aus einiger Entfernung.		15.1.	Sehbehinderung - Keine Benachteiligung. - Hat Kenntnisse über ophthalmologische Untersuchung und ist damit einverstanden.	16.1.	15.1.	Sehbehinderung - Herrn A. fragen, wer allfällige Post vorlesen soll. - Ophthalmologische Untersuchung erklären (18.1. angemeldet).	16.1.
15.1.	Gehfähigkeit Seit zehn Jahren vormittags im Bett, nachmittags im Lehn- oder Rollstuhl. Dreht sich im Bett selbständig. Kann Zehen und Fussgelenk aktiv bewegen, Knie- und Hüftgelenk aktiv beugen und strecken. Wurde bis jetzt auf Stuhl beziehungsweise ins Bett getragen.		15.1.	Gehfähigkeit - Teilziele mit Hilfe: 1. Stehen. 2. Schritte machen. 3. Absitzen. 4. Aufstehen. - Fernziel: Selbständiges Gehen mit Gehböckli.		15.1.	Gehfähigkeit - In Zusammenarbeit mit der Physiotherapeutin das Mass der Uebungen und die Art der Unterstützung, dem jeweiligen Zustand von Herrn A. angepasst, abklären. - Physiotherapeutin stellt Plan auf. - Beine einbinden.	

Abbildung 11 Legende: Seite 208.

Pflegeplanung

Datum	Pflegebericht	Initiale	Datum	Pflegebericht	Initiale
16.1.	<u>Stehen</u> Am Bettrand mit Unterstützung auf beiden Seiten. Sackt nach 2 Minuten in die Knie.				
17.1.	<u>Stehen</u> 3 Minuten ohne Absacken.				
18.1.	<u>Augenuntersuchung</u> Herr A. ist weitsichtig. Wird am 21.1. Lesebrille erhalten.				
18.1.	<u>Stehen</u> 3 Minuten, macht anschliessend sechs kurze Schritte, sackt dann ab. Herr A. ist höchst erstaunt über seine Leistung. Sagt aber: "Im Altersheim hatte ich meine Ruhe."				

Abbildung 12 Legende: Seite 208.

Pflegeplanung

Name A. J.	Grad der Pflegebedürftigkeit	Selbständig	Teilweise hilfsbedürftig	Vollständig hilfsbedürftig	Kontrolle	Häufigkeit	Limiten >	Limiten <
Alter	Mobilisation			x Problem	x Gewicht	1x wöch. Di		65kg
75 Jahre	Körperpflege		x Rücken, Beine		x Diurese	täglich		
Konfession	Ankleiden		x		x BD	an geraden Tagen		
röm.-kath.	Nahrungsaufnahme	x			Respiration			
	Ausscheidung		x Urin	x Stuhl	x Puls	1x abends		
Angehörige (Tel.-Nr.)					x Temperatur	1x abends		
	Prophylaxen							
	Dekubitus	x Lagewechsel	x Gesäss, Fersen					
	Kontraktur	x Kniegelenk	x Hüftgelenk					

Datum	**Probleme und Ressourcen** des Patienten	Stopp	Datum	**Pflegeziele**	Stopp	Datum	**Pflegeplan**	Stopp
15.1.	Schwerhörigkeit Kann Gesprächen aus Distanz nicht folgen.		15.1.	Schwerhörigkeit - Problemlose akustische Verständigung. - Hat Kenntnisse über otologische Untersuchung und ist damit einverstanden.	18.1.	15.1.	Schwerhörigkeit - Sprechtempo, Stimmstärke, Distanz anpassen. - Otologische Untersuchung erklären (20.1. angemeldet).	18.1.
15.1.	Sehbehinderung Kann nicht mehr lesen. Erkennt Personen aus einiger Entfernung.		15.1.	Sehbehinderung - Keine Benachteiligung. - Hat Kenntnisse über ophthalmologische Untersuchung und ist damit einverstanden.	16.1.	15.1.	Sehbehinderung - Herrn A. fragen, wer allfällige Post vorlesen soll. - Ophthalmologische Untersuchung erklären (18.1. angemeldet).	16.1. 18.1.
15.1.	Gehfähigkeit Seit zehn Jahren vormittags im Bett, nachmittags im Lehn- oder Rollstuhl. Dreht sich im Bett selbständig. Kann Zehen und Fussgelenk aktiv bewegen, Knie- und Hüftgelenk aktiv beugen und strecken. Wurde bis jetzt auf Stuhl beziehungsweise ins Bett getragen.		15.1.	Gehfähigkeit - Teilziele mit Hilfe: 1. Stehen. 2. Schritte machen. 3. Absitzen. 4. Aufstehen. - Fernziel: Selbständiges Gehen mit Gehböckli.		15.1.	Gehfähigkeit - In Zusammenarbeit mit der Physiotherapeutin das Mass der Uebungen und die Art der Unterstützung, dem jeweiligen Zustand von Herrn A. angepasst, abklären. - Physiotherapeutin stellt Plan auf. - Beine einbinden.	

Abbildung 13 Legende: Seite 208.

Pflegeplanung

Datum	Pflegebericht	Initiale	Datum	Pflegebericht	Initiale
16.1.	Stehen Am Bettrand mit Unterstützung auf beiden Seiten. Sackt nach 2 Minuten in die Knie.				
17.1.	Stehen 3 Minuten ohne Absacken.				
18.1.	Augenuntersuchung Herr A. ist weitsichtig. Wird am 21.1. Lesebrille erhalten.				
18.1.	Stehen 3 Minuten, macht anschliessend sechs kurze Schritte, sackt dann ab. Herr A. ist höchst erstaunt über seine Leistung. Sagt aber: "Im Altersheim hatte ich meine Ruhe."				
20.1.	Ohrenuntersuchung Herr A. wird am 25.1. einen Hörapparat erhalten.				

Abbildung 14 Legende: Seite 208.

Pflegeplanung

Name A. J.	Grad der Pflegebedürftigkeit	Selbständig	Teilweise hilfsbedürftig	Vollständig hilfsbedürftig	Kontrolle / Häufigkeit	Limiten >	Limiten <
Alter	Mobilisation			x Problem	x Gewicht 1x wöch. Di		65kg
75 Jahre	Körperpflege		x Rücken, Beine		x Diurese täglich		
Konfession	Ankleiden		x		x BD an geraden Tagen		
röm.-kath.	Nahrungsaufnahme	x			Respiration		
	Ausscheidung		x Urin	x Stuhl	x Puls 1x abends		
Angehörige (Tel.-Nr.)					x Temperatur 1x abends		
	Prophylaxen Dekubitus Kontraktur	 x Lagewechsel x Kniegelenk	 x Gesäss, Fersen x Hüftgelenk				

Datum	Probleme und Ressourcen des Patienten	Stopp	Datum	Pflegeziele	Stopp	Datum	Pflegeplan	Stopp
15.1.	Schwerhörigkeit Kann Gesprächen aus Distanz nicht folgen.		15.1.	Schwerhörigkeit - Problemlose akustische Verständigung. - Hat Kenntnisse über otologische Untersuchung und ist damit einverstanden.	18.1.	15.1.	Schwerhörigkeit - Sprechtempo, Stimmstärke, Distanz anpassen. - Otologische Untersuchung erklären (20.1. angemeldet).	18.1. 20.1.
15.1.	Sehbehinderung Kann nicht mehr lesen. Erkennt Personen aus einiger Entfernung.		15.1.	Sehbehinderung - Keine Benachteiligung. - Hat Kenntnisse über ophthalmologische Untersuchung und ist damit einverstanden.	16.1.	15.1.	Sehbehinderung - Herrn A. fragen, wer allfällige Post vorlesen soll. - Ophthalmologische Untersuchung erklären (18.1. angemeldet).	16.1. 18.1.
15.1.	Gehfähigkeit Seit zehn Jahren vormittags im Bett, nachmittags im Lehn- oder Rollstuhl. Dreht sich im Bett selbständig. Kann Zehen und Fussgelenk aktiv bewegen, Knie- und Hüftgelenk aktiv beugen und strecken. Wurde bis jetzt auf Stuhl beziehungsweise ins Bett getragen.		15.1.	Gehfähigkeit - Teilziele mit Hilfe: 1. Stehen. 2. Schritte machen. 3. Absitzen. 4. Aufstehen. - Fernziel: Selbständiges Gehen mit Gehböckli.		15.1.	Gehfähigkeit - In Zusammenarbeit mit der Physiotherapeutin das Mass der Uebungen und die Art der Unterstützung, dem jeweiligen Zustand von Herrn A. angepasst, abklären. - Physiotherapeutin stellt Plan auf. - Beine einbinden.	

Abbildung 15

Legende: Seite 208.

Pflegeplanung

Datum	Pflegebericht	Initiale	Datum	Pflegebericht	Initiale
16.1.	<u>Stehen</u> Am Bettrand mit Unterstützung auf beiden Seiten. Sackt nach 2 Minuten in die Knie.				
17.1.	<u>Stehen</u> 3 Minuten ohne Absacken.				
18.1	<u>Augenuntersuchung</u> Herr A. ist weitsichtig. Wird am 21.1. Lesebrille erhalten.				
18.1.	<u>Stehen</u> 3 Minuten, macht anschliessend sechs kurze Schritte, sackt dann ab. Herr A. ist höchst erstaunt über seine Leistung. Sagt aber: "Im Altersheim hatte ich meine Ruhe."				
20.1.	<u>Ohrenuntersuchung</u> Herr A. wird am 25.1. einen Hörapparat erhalten.				
21.1.	<u>Gehen</u> Herr A. geht mit Unterstützung bis zum Fenster. Macht kleine Schritte. Das rechte Bein ist unbeholfener als das linke. Bleibt am Fenster 2 Minuten stehen. Hat Schweissperlen auf der Stirne. Ist hocherfreut. Kann es kaum fassen.				
22.1.	Hat <u>Lesebrille</u> erhalten. Las 10 Minuten lang in der Zeitung. War sehr zufrieden darüber. Hat Brille sorgfältig geputzt.				

Abbildung 16 Legende: Seite 208.

Pflegeplanung

Name A. J.	Grad der Pflegebedürftigkeit	Selbständig	Teilweise hilfsbedürftig	Vollständig hilfsbedürftig	Kontrolle	Häufigkeit	Limiten >	Limiten <
Alter	Mobilisation			x Problem	x Gewicht	1x wöch. Di		65kg
75 Jahre	Körperpflege		x Rücken, Beine		x Diurese	täglich		
Konfession	Ankleiden		x		x BD	an geraden Tagen		
röm.-kath.	Nahrungsaufnahme	x			Respiration			
	Ausscheidung		x Urin	x Stuhl	x Puls	1x abends		
Angehörige (Tel.-Nr.)					x Temperatur	1x abends		
	Prophylaxen							
	Dekubitus	x Lagewechsel	x Gesäss, Fersen					
	Kontraktur	x Kniegelenk	x Hüftgelenk					

Datum	**Probleme und Ressourcen** des Patienten	Stopp	Datum	**Pflegeziele**	Stopp	Datum	**Pflegeplan**	Stopp
15.1.	Schwerhörigkeit Kann Gesprächen aus Distanz nicht folgen.		15.1.	Schwerhörigkeit - Problemlose akustische Verständigung. - Hat Kenntnisse über otologische Untersuchung und ist damit einverstanden.	18.1.	15.1.	Schwerhörigkeit - Sprechtempo, Stimmstärke, Distanz anpassen. - Otologische Untersuchung erklären (20.1. angemeldet).	18.1. 20.1.
15.1.	Sehbehinderung Kann nicht mehr lesen. Erkennt Personen aus einiger Entfernung.	22.1.	15.1.	Sehbehinderung - Keine Benachteiligung. - Hat Kenntnisse über ophthalmologische Untersuchung und ist damit einverstanden.	22.1. 16.1.	15.1.	Sehbehinderung - Herrn A. fragen, wer allfällige Post vorlesen soll. - Ophthalmologische Untersuchung erklären (18.1. angemeldet).	22.1. 16.1. 18.1.
15.1.	Gehfähigkeit Seit zehn Jahren vormittags im Bett, nachmittags im Lehn- oder Rollstuhl. Dreht sich im Bett selbständig. Kann Zehen und Fussgelenk aktiv bewegen, Knie- und Hüftgelenk aktiv beugen und strecken. Wurde bis jetzt auf Stuhl beziehungsweise ins Bett getragen.		15.1.	Gehfähigkeit - Teilziele mit Hilfe: 1. Stehen. 2. Schritte machen. 3. Absitzen. 4. Aufstehen. - Fernziel: Selbständiges Gehen mit Gehböckli.		15.1.	Gehfähigkeit - In Zusammenarbeit mit der Physiotherapeutin das Mass der Uebungen und die Art der Unterstützung, dem jeweiligen Zustand von Herrn A. angepasst, abklären. - Physiotherapeutin stellt Plan auf. - Beine einbinden.	

Abbildung 17

Legende: Seite 209.

Pflegeplanung

Datum	Pflegebericht	Initiale	Datum	Pflegebericht	Initiale
16.1.	Stehen Am Bettrand mit Unterstützung auf beiden Seiten. Sackt nach 2 Minuten in die Knie.				
17.1.	Stehen 3 Minuten ohne Absacken.				
18.1.	Augenuntersuchung Herr A. ist weitsichtig. Wird am 21.1. Lesebrille erhalten.				
18.1.	Stehen 3 Minuten, macht anschliessend sechs kurze Schritte, sackt dann ab. Herr A. ist höchst erstaunt über seine Leistung. Sagt aber: "Im Altersheim hatte ich meine Ruhe."				
20.1	Ohrenuntersuchung Herr A. wird am 25.1. einen Hörapparat erhalten.				
21.1.	Gehen Herr A. geht mit Unterstützung bis zum Fenster. Macht kleine Schritte. Das rechte Bein ist unbeholfener als das linke. Bleibt am Fenster 2 Minuten stehen. Hat Schweissperlen auf der Stirne. Ist hocherfreut. Kann es kaum fassen.				
22.1	Hat Lesebrille erhalten. Las 10 Minuten lang in der Zeitung. War sehr zufrieden darüber. Hat Brille sorgfältig geputzt.				
24.1.	Stehen, Gehen Geht mit Unterstützung auf beiden Seiten zweimal durchs Zimmer, 20 m weit. Beide Beine kann er gleichermassen gebrauchen. Steht 2 Minuten ohne Hilfe sicher auf den Beinen. Wir haben uns alle sehr gefreut. Die Mitpatienten haben in die Hände geklatscht. Das Absitzen geht leicht, das Aufstehen bereitet noch Mühe.				

Abbildung 18 Legende: Seite 209.

Pflegeplanung

Name A. J.	Grad der Pflegebedürftigkeit	Selbständig		Teilweise hilfsbedürftig		Vollständig hilfsbedürftig		Kontrolle	Häufigkeit	Limiten >	Limiten <
Alter	Mobilisation					x	Problem	x	Gewicht 1x wöch. Di		65kg
75 Jahre	Körperpflege			x	Rücken, Beine			x	Diurese täglich		
Konfession	Ankleiden			x				x	BD an geraden Tagen		
röm.-kath.	Nahrungsaufnahme	x							Respiration		
	Ausscheidung			x	Urin	x	Stuhl	x	Puls 1x abends		
Angehörige (Tel.-Nr.)								x	Temperatur 1x abends		
	Prophylaxen										
	Dekubitus	x	Lagewechsel	x	Gesäss, Fersen						
	Kontraktur	x	Kniegelenk	x	Hüftgelenk						

Datum	Probleme und Ressourcen des Patienten	Stopp	Datum	Pflegeziele	Stopp	Datum	Pflegeplan	Stopp
15.1.	Schwerhörigkeit Kann Gesprächen aus Distanz nicht folgen.		15.1.	Schwerhörigkeit - Problemlose akustische Verständigung. - Hat Kenntnisse über otologische Untersuchung und ist damit einverstanden.	 18.1.	15.1.	Schwerhörigkeit - Sprechtempo, Stimmstärke, Distanz anpassen. - Otologische Untersuchung erklären (20.1. angemeldet).	 18.1. 20.1.
15.1.	Sehbehinderung Kann nicht mehr lesen. Erkennt Personen aus einiger Entfernung.	22.1.	15.1.	Sehbehinderung - Keine Benachteiligung. - Hat Kenntnisse über ophthalmologische Untersuchung und ist damit einverstanden.	22.1. 16.1.	15.1.	Sehbehinderung - Herrn A. fragen, wer allfällige Post vorlesen soll. - Ophthalmologische Untersuchung erklären (18.1. angemeldet).	22.1. 16.1. 18.1.
15.1.	Gehfähigkeit Seit zehn Jahren vormittags im Bett, nachmittags im Lehn- oder Rollstuhl. Dreht sich im Bett selbständig. Kann Zehen und Fussgelenk aktiv bewegen, Knie- und Hüftgelenk aktiv beugen und strecken. Wurde bis jetzt auf Stuhl beziehungsweise ins Bett getragen.		15.1.	Gehfähigkeit - Teilziele mit Hilfe: 1. Stehen. 2. Schritte machen. 3. Absitzen. 4. Aufstehen. - Fernziel: Selbständiges Gehen mit Gehböckli.	 24.1. 24.1.	15.1.	Gehfähigkeit - In Zusammenarbeit mit der Physiotherapeutin das Mass der Uebungen und die Art der Unterstützung, dem jeweiligen Zustand von Herrn A. angepasst, abklären. - Physiotherapeutin stellt Plan auf. - Beine einbinden.	

Abbildung 19 Legende: Seite 209.

Datum	Pflegebericht	Initiale	Datum	Pflegebericht	Initiale
16.1.	Stehen Am Bettrand mit Unterstützung auf beiden Seiten. Sackt nach 2 Minuten in die Knie.				
17.1.	Stehen 3 Minuten ohne Absacken.				
18.1.	Augenuntersuchung Herr A. ist weitsichtig. Wird am 21.1. Lesebrille erhalten.				
18.1.	Stehen 3 Minuten, macht anschliessend sechs kurze Schritte, sackt dann ab. Herr A. ist höchst erstaunt über seine Leistung. Sagt aber: "Im Altersheim hatte ich meine Ruhe."				
20.1.	Ohrenuntersuchung Herr A. wird am 25.1. einen Hörapparat erhalten.				
21.1.	Gehen Herr A. geht mit Unterstützung bis zum Fenster. Macht kleine Schritte. Das rechte Bein ist unbeholfener als das linke. Bleibt am Fenster 2 Minuten stehen. Hat Schweissperlen auf der Stirne. Ist hocherfreut. Kann es kaum fassen.				
22.1.	Hat Lesebrille erhalten. Las 10 Minuten lang in der Zeitung. War sehr zufrieden darüber. Hat Brille sorgfältig geputzt.				
24.1.	Stehen, Gehen Geht mit Unterstützung auf beiden Seiten zweimal durchs Zimmer, 20 m weit. Beide Beine kann er gleichermassen gebrauchen. Steht 2 Minuten ohne Hilfe sicher auf den Beinen. Wir haben uns alle sehr gefreut. Die Mitpatienten haben in die Hände geklatscht. Das Absitzen geht leicht, das Aufstehen bereitet noch Mühe.				
25.1.	Hörapparat angepasst. Herr A. hat Mühe mit der Handhabung. Ist erschrocken über die Geräusche. Hat Gespräche aus Distanz verstanden.				

Abbildung 20 Legende: Seite 209.

Pflegeplanung

Name	A. J.	Grad der Pflegebedürftigkeit	Selbständig	Teilweise hilfsbedürftig	Vollständig hilfsbedürftig		Kontrolle	Häufigkeit	Limiten >	Limiten <
Alter	75 Jahre	Mobilisation		x Problem			Gewicht			
		Körperpflege	x				Diurese			
Konfession	röm.-kath.	Ankleiden	x			x	BD	1x wöch. Di		
		Nahrungsaufnahme	x				Respiration			
		Ausscheidung		x			Puls			
Angehörige (Tel.-Nr.)							Temperatur			
		Prophylaxen								

Datum	Probleme und Ressourcen des Patienten	Stopp	Datum	Pflegeziele	Stopp	Datum	Pflegeplan	Stopp
15.1.	Schwerhörigkeit Kann Gesprächen aus Distanz nicht folgen.	25.1.	15.1.	Schwerhörigkeit - Problemlose akustische Verständigung. - Hat Kenntnisse über otologische Untersuchung und ist damit einverstanden.	25.1. 18.1.	15.1.	Schwerhörigkeit - Sprechtempo, Stimmstärke, Distanz anpassen. - Otologische Untersuchung erklären (20.1. angemeldet).	25.1. 18.1. 20.1.
15.1.	Sehbehinderung Kann nicht mehr lesen. Erkennt Personen aus einiger Entfernung.	22.1.	15.1.	Sehbehinderung - Keine Benachteiligung. - Hat Kenntnisse über ophthalmologische Untersuchung und ist damit einverstanden.	22.1. 16.1.	15.1.	Sehbehinderung - Herrn A. fragen, wer allfällige Post vorlesen soll. - Ophthalmologische Untersuchung erklären (18.1. angemeldet).	22.1. 16.1. 18.1.
15.1.	Gehfähigkeit Seit zehn Jahren vormittags im Bett, nachmittags im Lehn- oder Rollstuhl. Dreht sich im Bett selbständig. Kann Zehen und Fussgelenk aktiv bewegen, Knie- und Hüftgelenk aktiv beugen und strecken. Wurde bis jetzt auf Stuhl beziehungsweise ins Bett getragen.		15.1.	Gehfähigkeit - Teilziele mit Hilfe: 1. Stehen. 2. Schritte machen. 3. Absitzen. 4. Aufstehen. - Fernziel: Selbständiges Gehen mit Gehböckli.	24.1. 24.1.	15.1.	Gehfähigkeit - In Zusammenarbeit mit der Physiotherapeutin das Mass der Uebungen und die Art der Unterstützung, dem jeweiligen Zustand von Herrn A. angepasst, abklären. - Physiotherapeutin stellt Plan auf. - Beine einbinden.	
25.1.	Schwerhörigkeit Hat Mühe mit der Handhabung des Hörapparates.		25.1.	Schwerhörigkeit Selbständigkeit in der Handhabung des Hörapparates: - einlegen ins Ohr - einstellen - sauberhalten		25.1.	Schwerhörigkeit Bis zur Selbständigkeit die Handhabung des Hörapparates üben.	

Abbildung 21 Legende: Seite 209.

Pflegeplanung

Datum	Pflegebericht	Initiale	Datum	Pflegebericht	Initiale
16.1.	Stehen Am Bettrand mit Unterstützung auf beiden Seiten. Sackt nach 2 Minuten in die Knie.				
17.1.	Stehen 3 Minuten ohne Absacken.				
18.1.	Augenuntersuchung Herr A. ist weitsichtig. Wird am 21.1. Lesebrille erhalten.				
18.1.	Stehen 3 Minuten, macht anschliessend sechs kurze Schritte, sackt dann ab. Herr A. ist höchst erstaunt über seine Leistung. Sagt aber: "Im Altersheim hatte ich meine Ruhe."				
20.1.	Ohrenuntersuchung Herr A. wird am 25.1. einen Hörapparat erhalten.				
21.1.	Gehen Herr A. geht mit Unterstützung bis zum Fenster. Macht kleine Schritte. Das rechte Bein ist unbeholfener als das linke. Bleibt am Fenster 2 Minuten stehen. Hat Schweissperlen auf der Stirne. Ist hocherfreut. Kann es kaum fassen.				
22.1.	Hat Lesebrille erhalten. Las 10 Minuten lang in der Zeitung. War sehr zufrieden darüber. Hat Brille sorgfältig geputzt.				
24.1.	Stehen, Gehen Geht mit Unterstützung auf beiden Seiten zweimal durchs Zimmer, 20 m weit. Beide Beine kann er gleichermassen gebrauchen. Steht 2 Minuten ohne Hilfe sicher auf den Beinen. Wir haben uns alle sehr gefreut. Die Mitpatienten haben in die Hände geklatscht. Das Absitzen geht leicht, das Aufstehen bereitet noch Mühe.				
25.1.	Hörapparat angepasst. Herr A. hat Mühe mit der Handhabung. Ist erschrocken über die Geräusche. Hat Gespräche aus Distanz verstanden.				
27.1.	Hörfähigkeit Hat heute mit seinem Sohn telephoniert und alles verstanden. Er strahlte über das ganze Gesicht. Hat anschliessend seinen Söhnen und Töchtern geschrieben, dass er wieder hören, lesen und gehen kann. Das Schreiben war höchst ungewohnt, jedoch wieder ein neues Erfolgserlebnis.				
28.1.	Gehen Mit Böckli im Gang 50 m gegangen, allein auf Stuhl abgesessen. Nach 10 Minuten allein aufgestanden und zurück ins Zimmer. Herr A. sagt, dass er jetzt täglich seine Spaziergänge verlängern möchte.				
29.1.	Gehen Ist heute allein auf dem WC gewesen. Alles ist problemlos gegangen.				

Abbildung 22 Legende: Seite 209.

Pflegeplanung

Name A. J.	Grad der Pflegebedürftigkeit	Selbständig		Teilweise hilfsbedürftig		Vollständig hilfsbedürftig		Kontrolle	Häufigkeit	Limiten >	<
Alter	Mobilisation			x	Problem			Gewicht			
75 Jahre	Körperpflege	x						Diurese			
Konfession	Ankleiden	x					x	BD	1x wöch. Di		
röm.-kath.	Nahrungsaufnahme	x						Respiration			
	Ausscheidung	x						Puls			
Angehörige (Tel.-Nr.)								Temperatur			
	Prophylaxen										

Datum	Probleme und Ressourcen des Patienten	Stopp	Datum	Pflegeziele	Stopp	Datum	Pflegeplan	Stopp
15.1.	Schwerhörigkeit Kann Gesprächen aus Distanz nicht folgen.	25.1.	15.1.	Schwerhörigkeit - Problemlose akustische Verständigung. - Hat Kenntnisse über otologische Untersuchung und ist damit einverstanden.	25.1. 18.1.	15.1.	Schwerhörigkeit - Sprechtempo, Stimmstärke, Distanz anpassen. - Otologische Untersuchung erklären (20.1. angemeldet).	25.1. 18.1. 20.1.
15.1.	Sehbehinderung Kann nicht mehr lesen. Erkennt Personen aus einiger Entfernung.	22.1.	15.1.	Sehbehinderung - Keine Benachteiligung. - Hat Kenntnisse über ophthalmologische Untersuchung und ist damit einverstanden.	22.1. 16.1.	15.1.	Sehbehinderung - Herrn A. fragen, wer allfällige Post vorlesen soll. - Ophthalmologische Untersuchung erklären (18.1. angemeldet).	22.1. 16.1. 18.1.
15.1.	Gehfähigkeit Seit zehn Jahren vormittags im Bett, nachmittags im Lehn- oder Rollstuhl. Dreht sich im Bett selbständig. Kann Zehen und Fussgelenk aktiv bewegen, Knie- und Hüftgelenk aktiv beugen und strecken. Wurde bis jetzt auf Stuhl beziehungsweise ins Bett getragen.	29.1.	15.1.	Gehfähigkeit - Teilziele mit Hilfe: 1. Stehen. 2. Schritte machen. 3. Absitzen. 4. Aufstehen. - Fernziel: Selbständiges Gehen mit Gehböckli.	24.1. 24.1. 29.1. 29.1. 29.1.	15.1.	Gehfähigkeit - In Zusammenarbeit mit der Physiotherapeutin das Mass der Uebungen und die Art der Unterstützung, dem jeweiligen Zustand von Herrn A. angepasst, abklären. - Physiotherapeutin stellt Plan auf. - Beine einbinden.	29.1. 29.1. 29.1.
25.1.	Schwerhörigkeit Hat Mühe mit der Handhabung des Hörapparates.		25.1.	Schwerhörigkeit Selbständigkeit in der Handhabung des Hörapparates: - einlegen ins Ohr - einstellen - sauberhalten		25.1.	Schwerhörigkeit Bis zur Selbständigkeit die Handhabung des Hörapparates üben.	
29.1.	Gehfähigkeit Kann selbständig mit Böckli gehen, absitzen und aufstehen. Kann nicht Treppen steigen.		29.1.	Gehfähigkeit - Selbständiges Gehen mit Amerikanerstöcken. - Selbständiges Treppensteigen: hinauf und hinunter.		29.1.	Gehfähigkeit Gemäss Instruktion der Physiotherapeutin üben.	
29.1.	Entlassung Gefahr, im Altersheim in Passivität zurückzufallen (auf Grund seiner wiederholten Aussage: "Im Altersheim hatte ich meine Ruhe"; vergleiche Bericht vom 18.1.).		29.1.	Entlassung - Verantwortung über die eigene Selbständigkeit tragen. - Erhaltung der Eigeninitiative in bezug auf Mobilität, Beschäftigung, Pflege von Beziehungen. - Entlassung ins Altersheim auf Ende Februar.		29.1.	Entlassung - Vater übers Wochenende zu Angehörigen (nach vorheriger Absprache). - Patient über ambulantes Altersturnen, Physiotherapie usw. informieren. - Herrn A. zu eigenständigem Aufnehmen von Beziehungen aktivieren. - Altersheim nach Bedarf über erworbene Selbständigkeiten informieren.	

Abbildung 23 Legende: Seite 209.

Pflegeplanung

Datum	Pflegebericht	Initiale	Datum	Pflegebericht	Initiale
16.1.	Stehen Am Bettrand mit Unterstützung auf beiden Seiten. Sackt nach 2 Minuten in die Knie.				
17.1.	Stehen 3 Minuten ohne Absacken.				
18.1.	Augenuntersuchung Herr A. ist weitsichtig. Wird am 21.1. Lesebrille erhalten.				
18.1.	Stehen 3 Minuten, macht anschliessend sechs kurze Schritte, sackt dann ab. Herr A. ist höchst erstaunt über seine Leistung. Sagt aber: "Im Altersheim hatte ich meine Ruhe."				
20.1.	Ohrenuntersuchung Herr A. wird am 25.1. einen Hörapparat erhalten.				
21.1.	Gehen Herr A. geht mit Unterstützung bis zum Fenster. Macht kleine Schritte. Das rechte Bein ist unbeholfener als das linke. Bleibt am Fenster 2 Minuten stehen. Hat Schweissperlen auf der Stirne. Ist hocherfreut. Kann es kaum fassen.				
22.1.	Hat Lesebrille erhalten. Las 10 Minuten lang in der Zeitung. War sehr zufrieden darüber. Hat Brille sorgfältig geputzt.				
24.1.	Stehen, Gehen Geht mit Unterstützung auf beiden Seiten zweimal durchs Zimmer, 20 m weit. Beide Beine kann er gleichermassen gebrauchen. Steht 2 Minuten ohne Hilfe sicher auf den Beinen. Wir haben uns alle sehr gefreut. Die Mitpatienten haben in die Hände geklatscht. Das Absitzen geht leicht, das Aufstehen bereitet noch Mühe.				
25.1.	Hörapparat angepasst. Herr A. hat Mühe mit der Handhabung. Ist erschrocken über die Geräusche. Hat Gespräche aus Distanz verstanden.				
27.1.	Hörfähigkeit Hat heute mit seinem Sohn telephoniert und alles verstanden. Er strahlte über das ganze Gesicht. Hat anschliessend seinen Söhnen und Töchtern geschrieben, dass er wieder hören, lesen und gehen kann. Das Schreiben war höchst ungewohnt, jedoch wieder ein neues Erfolgserlebnis.				
28.1.	Gehen Mit Böckli im Gang 50 m gegangen, allein auf Stuhl abgesessen. Nach 10 Minuten allein aufgestanden und zurück ins Zimmer. Herr A. sagt, dass er jetzt täglich seine Spaziergänge verlängern möchte.				
29.1.	Gehen Ist heute allein auf dem WC gewesen. Alles ist problemlos gegangen.				
31.1.	Gehen Hat heute mit Physiotherapeutin 15 Minuten Gehtraining betrieben mit Amerikanerstöcken. Sonst marschiert er mit Böckli.				
2.2.	Hörapparat Kann ihn problemlos gebrauchen. Nimmt aktiv teil an Diskussionen der Mitpatienten.				

Abbildung 24 Legende: Seite 209.

Pflegeplanung

Name A. J.	Grad der Pflegebedürftigkeit	Selbständig		Teilweise hilfsbedürftig		Vollständig hilfsbedürftig		Kontrolle		Häufigkeit	Limiten	
											>	<
Alter	Mobilisation			x	Problem				Gewicht			
75 Jahre	Körperpflege	x							Diurese			
Konfession	Ankleiden	x						x	BD	1x wöch. Di		
röm.-kath.	Nahrungsaufnahme	x							Respiration			
	Ausscheidung	x							Puls			
Angehörige (Tel.-Nr.)									Temperatur			
	Prophylaxen											

Datum	**Probleme und Ressourcen** des Patienten	Stopp	Datum	**Pflegeziele**	Stopp	Datum	**Pflegeplan**	Stopp
15.1.	Schwerhörigkeit Kann Gesprächen aus Distanz nicht folgen.	25.1.	15.1.	Schwerhörigkeit - Problemlose akustische Verständigung. - Hat Kenntnisse über otologische Untersuchung und ist damit einverstanden.	25.1. 18.1.	15.1.	Schwerhörigkeit - Sprechtempo, Stimmstärke, Distanz anpassen. - Otologische Untersuchung erklären (20.1. angemeldet).	25.1. 18.1. 20.1.
15.1.	Sehbehinderung Kann nicht mehr lesen. Erkennt Personen aus einiger Entfernung.	22.1.	15.1.	Sehbehinderung - Keine Benachteiligung. - Hat Kenntnisse über ophthalmologische Untersuchung und ist damit einverstanden.	22.1. 16.1.	15.1.	Sehbehinderung - Herrn A. fragen, wer allfällige Post vorlesen soll. - Ophthalmologische Untersuchung erklären (18.1. angemeldet).	22.1. 16.1. 18.1.
15.1.	Gehfähigkeit Seit zehn Jahren vormittags im Bett, nachmittags im Lehn- oder Rollstuhl. Dreht sich im Bett selbständig. Kann Zehen und Fussgelenk aktiv bewegen, Knie- und Hüftgelenk aktiv beugen und strecken. Wurde bis jetzt auf Stuhl beziehungsweise ins Bett getragen.	29.1.	15.1.	Gehfähigkeit - Teilziele mit Hilfe: 1. Stehen. 2. Schritte machen. 3. Absitzen. 4. Aufstehen. - Fernziel: Selbständiges Gehen mit Gehböckli.	24.1. 24.1. 29.1. 29.1. 29.1.	15.1.	Gehfähigkeit - In Zusammenarbeit mit der Physiotherapeutin das Mass der Uebungen und die Art der Unterstützung, dem jeweiligen Zustand von Herrn A. angepasst, abklären. - Physiotherapeutin stellt Plan auf. - Beine einbinden.	29.1. 29.1. 29.1.
25.1.	Schwerhörigkeit Hat Mühe mit der Handhabung des Hörapparates.	2.2.	25.1.	Schwerhörigkeit Selbständigkeit in der Handhabung des Hörapparates: - einlegen ins Ohr - einstellen - sauberhalten	2.2.	25.1.	Schwerhörigkeit Bis zur Selbständigkeit die Handhabung des Hörapparates üben.	2.2.
29.1.	Gehfähigkeit Kann selbständig mit Böckli gehen, absitzen und aufstehen. Kann nicht Treppen steigen.		29.1.	Gehfähigkeit - Selbständiges Gehen mit Amerikanerstöcken. - Selbständiges Treppensteigen: hinauf und hinunter.		29.1.	Gehfähigkeit Gemäss Instruktion der Physiotherapeutin üben.	
29.1.	Entlassung Gefahr, im Altersheim in Passivität zurückzufallen (auf Grund seiner wiederholten Aussage: "Im Altersheim hatte ich meine Ruhe"; vergleiche Bericht vom 18.1.).		29.1.	Entlassung - Verantwortung über die eigene Selbständigkeit tragen. - Erhaltung der Eigeninitiative in bezug auf Mobilität, Beschäftigung, Pflege von Beziehungen. - Entlassung ins Altersheim auf Ende Februar.		29.1.	Entlassung - Vater übers Wochenende zu Angehörigen (nach vorheriger Absprache). - Patient über ambulantes Altersturnen, Physiotherapie usw. informieren. - Herrn A. zu eigenständigem Aufnehmen von Beziehungen aktivieren. - Altersheim nach Bedarf über erworbene Selbständigkeiten informieren.	30.1.

Abbildung 25 Legende: Seite 210.

Pflegeplanung

Datum	Pflegebericht	Initiale
16.1.	<u>Stehen</u> Am Bettrand mit Unterstützung auf beiden Seiten. Sackt nach 2 Minuten in die Knie.	
17.1.	<u>Stehen</u> 3 Minuten ohne Absacken.	
18.1.	<u>Augenuntersuchung</u> Herr A. ist weitsichtig. Wird am 21.1. Lesebrille erhalten.	
18.1.	<u>Stehen</u> 3 Minuten, macht anschliessend sechs kurze Schritte, sackt dann ab. Herr A. ist höchst erstaunt über seine Leistung. Sagt aber: "Im Altersheim hatte ich meine Ruhe."	
20.1.	<u>Ohrenuntersuchung</u> Herr A. wird am 25.1. einen Hörapparat erhalten.	
21.1.	<u>Gehen</u> Herr A. geht mit Unterstützung bis zum Fenster. Macht kleine Schritte. Das rechte Bein ist unbeholfener als das linke. Bleibt am Fenster 2 Minuten stehen. Hat Schweissperlen auf der Stirne. Ist hocherfreut. Kann es kaum fassen.	
22.1.	Hat <u>Lesebrille</u> erhalten. Las 10 Minuten lang in der <u>Zeitung</u>. War sehr zufrieden darüber. Hat Brille sorgfältig geputzt.	
24.1.	<u>Stehen, Gehen</u> Geht mit Unterstützung auf beiden Seiten zweimal durchs Zimmer, 20 m weit. Beide Beine kann er gleichermassen gebrauchen. Steht 2 Minuten ohne Hilfe sicher auf den Beinen. Wir haben uns alle sehr gefreut. Die Mitpatienten haben in die Hände geklatscht. Das Absitzen geht leicht, das Aufstehen bereitet noch Mühe.	
25.1.	<u>Hörapparat</u> angepasst. Herr A. hat Mühe mit der Handhabung. Ist erschrocken über die Geräusche. Hat Gespräche aus Distanz verstanden.	
27.1.	<u>Hörfähigkeit</u> Hat heute mit seinem Sohn telephoniert und alles verstanden. Er strahlte über das ganze Gesicht. Hat anschliessend seinen Söhnen und Töchtern geschrieben, dass er wieder hören, lesen und gehen kann. Das Schreiben war höchst ungewohnt, jedoch wieder ein neues Erfolgserlebnis.	
28.1.	<u>Gehen</u> Mit Böckli im Gang 50 m gegangen, allein auf Stuhl abgesessen. Nach 10 Minuten allein aufgestanden und zurück ins Zimmer. Herr A. sagt, dass er jetzt täglich seine Spaziergänge verlängern möchte.	
29.1.	<u>Gehen</u> Ist heute allein auf dem WC gewesen. Alles ist problemlos gegangen.	
31.1.	<u>Gehen</u> Hat heute mit Physiotherapeutin 15 Minuten Gehtraining betrieben mit Amerikanerstöcken. Sonst marschiert er mit Böckli.	
2.2.	<u>Hörapparat</u> Kann ihn problemlos gebrauchen. Nimmt aktiv teil an Diskussionen der Mitpatienten.	

Datum	Pflegebericht	Initiale
4./5.2.	<u>Kontakte</u> War beim Sohn in B. Kam begeistert zurück. Das Böckli hat gute Dienste geleistet. Treppensteigen konnte vermieden werden, weil Lift vorhanden.	
7.2.	<u>Gehen</u> Braucht fast immer Amerikanerstöcke. Kann auch mit diesen aufs WC.	

Abbildung 26 Legende: Seite 210.

Pflegeplanung

Name A. J.	Grad der Pflegebedürftigkeit	Selbständig	Teilweise hilfsbedürftig	Vollständig hilfsbedürftig	Kontrolle	Häufigkeit	Limiten >	Limiten <
Alter	Mobilisation		x Problem		Gewicht			
75 Jahre	Körperpflege	x			Diurese			
Konfession	Ankleiden	x			x BD	1x wöch. Di		
röm.-kath.	Nahrungsaufnahme	x			Respiration			
	Ausscheidung	x			Puls			
Angehörige (Tel.-Nr.)					Temperatur			
	Prophylaxen							

Datum	**Probleme und Ressourcen** des Patienten	Stopp	Datum	**Pflegeziele**	Stopp	Datum	**Pflegeplan**	Stopp
15.1.	Schwerhörigkeit Kann Gesprächen aus Distanz nicht folgen.	25.1.	15.1.	Schwerhörigkeit - Problemlose akustische Verständigung. - Hat Kenntnisse über otologische Untersuchung und ist damit einverstanden.	25.1. 18.1.	15.1.	Schwerhörigkeit - Sprechtempo, Stimmstärke, Distanz anpassen. - Otologische Untersuchung erklären (20.1. angemeldet).	25.1. 18.1. 20.1.
15.1.	Sehbehinderung Kann nicht mehr lesen. Erkennt Personen aus einiger Entfernung.	22.1.	15.1.	Sehbehinderung - Keine Benachteiligung. - Hat Kenntnisse über ophthalmologische Untersuchung und ist damit einverstanden.	22.1. 16.1.	15.1.	Sehbehinderung - Herrn A. fragen, wer allfällige Post vorlesen soll. - Ophthalmologische Untersuchung erklären (18.1. angemeldet).	22.1. 16.1. 18.1.
15.1.	Gehfähigkeit Seit zehn Jahren vormittags im Bett, nachmittags im Lehn- oder Rollstuhl. Dreht sich im Bett selbständig. Kann Zehen und Fussgelenk aktiv bewegen, Knie- und Hüftgelenk aktiv beugen und strecken. Wurde bis jetzt auf Stuhl beziehungsweise ins Bett getragen.	29.1.	15.1.	Gehfähigkeit - Teilziele mit Hilfe: 1. Stehen. 2. Schritte machen. 3. Absitzen. 4. Aufstehen. - Fernziel: Selbständiges Gehen mit Gehböckli.	24.1. 24.1. 29.1. 29.1. 29.1.	15.1.	Gehfähigkeit - In Zusammenarbeit mit der Physiotherapeutin das Mass der Uebungen und die Art der Unterstützung, dem jeweiligen Zustand von Herrn A. angepasst, abklären. - Physiotherapeutin stellt Plan auf. - Beine einbinden.	29.1. 29.1. 29.1.
25.1.	Schwerhörigkeit Hat Mühe mit der Handhabung des Hörapparates.	2.2.	25.1.	Schwerhörigkeit Selbständigkeit in der Handhabung des Hörapparates: - einlegen ins Ohr - einstellen - sauberhalten	2.2.	25.1.	Schwerhörigkeit Bis zur Selbständigkeit die Handhabung des Hörapparates üben.	2.2.
29.1.	Gehfähigkeit Kann selbständig mit Böckli gehen, absitzen und aufstehen. Kann nicht Treppen steigen.		29.1.	Gehfähigkeit - Selbständiges Gehen mit Amerikanerstöcken. - Selbständiges Treppensteigen: hinauf und hinunter.	7.2.	29.1.	Gehfähigkeit Gemäss Instruktion der Physiotherapeutin üben.	
29.1.	Entlassung Gefahr, im Altersheim in Passivität zurückzufallen (auf Grund seiner wiederholten Aussage: "Im Altersheim hatte ich meine Ruhe"; vergleiche Bericht vom 18.1.).		29.1.	Entlassung - Verantwortung über die eigene Selbständigkeit tragen. - Erhaltung der Eigeninitiative in bezug auf Mobilität, Beschäftigung, Pflege von Beziehungen. - Entlassung ins Altersheim auf Ende Februar.		29.1.	Entlassung - Vater übers Wochenende zu Angehörigen (nach vorheriger Absprache). - Patient über ambulantes Altersturnen, Physiotherapie usw. informieren. - Herrn A. zu eigenständigem Aufnehmen von Beziehungen aktivieren. - Altersheim nach Bedarf über erworbene Selbständigkeiten informieren.	30.1.

Abbildung 27 Legende: Seite 210.

Pflegeplanung

Datum	Pflegebericht	Initiale
16.1.	<u>Stehen</u> Am Bettrand mit Unterstützung auf beiden Seiten. Sackt nach 2 Minuten in die Knie.	
17.1.	<u>Stehen</u> 3 Minuten ohne Absacken.	
18.1.	<u>Augenuntersuchung</u> Herr A. ist weitsichtig. Wird am 21.1. Lesebrille erhalten.	
18.1.	<u>Stehen</u> 3 Minuten, macht anschliessend sechs kurze Schritte, sackt dann ab. Herr A. ist höchst erstaunt über seine Leistung. Sagt aber: "Im Altersheim hatte ich meine Ruhe."	
20.1.	<u>Ohrenuntersuchung</u> Herr A. wird am 25.1. einen Hörapparat erhalten.	
21.1.	<u>Gehen</u> Herr A. geht mit Unterstützung bis zum Fenster. Macht kleine Schritte. Das rechte Bein ist unbeholfener als das linke. Bleibt am Fenster 2 Minuten stehen. Hat Schweissperlen auf der Stirne. Ist hocherfreut. Kann es kaum fassen.	
22.1.	Hat <u>Lesebrille</u> erhalten. Las 10 Minuten lang in der Zeitung. War sehr zufrieden darüber. Hat Brille sorgfältig geputzt.	
24.1.	<u>Stehen, Gehen</u> Geht mit Unterstützung auf beiden Seiten zweimal durchs Zimmer, 20 m weit. Beide Beine kann er gleichermassen gebrauchen. Steht 2 Minuten ohne Hilfe sicher auf den Beinen. Wir haben uns alle sehr gefreut. Die Mitpatienten haben in die Hände geklatscht. Das Absitzen geht leicht, das Aufstehen bereitet noch Mühe.	
25.1.	<u>Hörapparat</u> angepasst. Herr A. hat Mühe mit der Handhabung. Ist erschrocken über die Geräusche. Hat Gespräche aus Distanz verstanden.	
27.1.	<u>Hörfähigkeit</u> Hat heute mit seinem Sohn telephoniert und alles verstanden. Er strahlte über das ganze Gesicht. Hat anschliessend seinen Söhnen und Töchtern geschrieben, dass er wieder hören, lesen und gehen kann. Das Schreiben war höchst ungewohnt, jedoch wieder ein neues Erfolgserlebnis.	
28.1.	<u>Gehen</u> Mit Böckli im Gang 50 m gegangen, allein auf Stuhl abgesessen. Nach 10 Minuten allein aufgestanden und zurück ins Zimmer. Herr A. sagt, dass er jetzt täglich seine Spaziergänge verlängern möchte.	
29.1.	<u>Gehen</u> Ist heute allein auf dem WC gewesen. Alles ist problemlos gegangen.	
31.1.	<u>Gehen</u> Hat heute mit Physiotherapeutin 15 Minuten Gehtraining betrieben mit Amerikanerstöcken. Sonst marschiert er mit Böckli.	
2.2.	<u>Hörapparat</u> Kann ihn problemlos gebrauchen. Nimmt aktiv teil an Diskussionen der Mitpatienten.	
4./5.2.	<u>Kontakte</u> War beim Sohn in B. Kam begeistert zurück. Das Böckli hat gute Dienste geleistet. Treppensteigen konnte vermieden werden, weil Lift vorhanden.	
7.2.	<u>Gehen</u> Braucht fast immer Amerikanerstöcke. Kann auch mit diesen aufs WC.	
10.2.	<u>Kontakte</u> Der Leiter vom Seniorenclub hat ihn besucht. Herr A. hat sich als Clubmitglied angemeldet.	
10.2.	<u>Gehen</u> Kann drei Stufen hinauf- und hinuntergehen, ohne Hilfe.	

Abbildung 28 Legende: Seite 210.

Pflegeplanung

Name A. J.	Grad der Pflegebedürftigkeit	Selbständig		Teilweise hilfsbedürftig		Vollständig hilfsbedürftig		Kontrolle		Häufigkeit	Limiten >	Limiten <
Alter	Mobilisation			x	Problem				Gewicht			
75 Jahre	Körperpflege	x							Diurese			
Konfession	Ankleiden	x						x	BD	1x wöch. Di		
röm.-kath.	Nahrungsaufnahme	x							Respiration			
	Ausscheidung	x							Puls			
Angehörige (Tel.-Nr.)									Temperatur			
	Prophylaxen											

Datum	Probleme und Ressourcen des Patienten	Stopp	Datum	Pflegeziele	Stopp	Datum	Pflegeplan	Stopp
15.1.	Schwerhörigkeit Kann Gesprächen aus Distanz nicht folgen.	25.1.	15.1.	Schwerhörigkeit - Problemlose akustische Verständigung. - Hat Kenntnisse über otologische Untersuchung und ist damit einverstanden.	25.1. 18.1.	15.1.	Schwerhörigkeit - Sprechtempo, Stimmstärke, Distanz anpassen. - Otologische Untersuchung erklären (20.1. angemeldet).	25.1. 18.1. 20.1.
15.1.	Sehbehinderung Kann nicht mehr lesen. Erkennt Personen aus einiger Entfernung.	22.1.	15.1.	Sehbehinderung - Keine Benachteiligung. - Hat Kenntnisse über ophthalmologische Untersuchung und ist damit einverstanden.	22.1. 16.1.	15.1.	Sehbehinderung - Herrn A. fragen, wer allfällige Post vorlesen soll. - Ophthalmologische Untersuchung erklären (18.1. angemeldet).	22.1. 16.1. 18.1.
15.1.	Gehfähigkeit Seit zehn Jahren vormittags im Bett, nachmittags im Lehn- oder Rollstuhl. Dreht sich im Bett selbständig. Kann Zehen und Fussgelenk aktiv bewegen, Knie- und Hüftgelenk aktiv beugen und strecken. Wurde bis jetzt auf Stuhl beziehungsweise ins Bett getragen.	29.1.	15.1.	Gehfähigkeit - Teilziele mit Hilfe: 1. Stehen. 2. Schritte machen. 3. Absitzen. 4. Aufstehen. - Fernziel: Selbständiges Gehen mit Gehböckli.	24.1. 24.1. 29.1. 29.1. 29.1.	15.1.	Gehfähigkeit - In Zusammenarbeit mit der Physiotherapeutin das Mass der Uebungen und die Art der Unterstützung, dem jeweiligen Zustand von Herrn A. angepasst, abklären. - Physiotherapeutin stellt Plan auf. - Beine einbinden.	29.1. 29.1. 29.1.
25.1.	Schwerhörigkeit Hat Mühe mit der Handhabung des Hörapparates.	2.2.	25.1.	Schwerhörigkeit Selbständigkeit in der Handhabung des Hörapparates: - einlegen ins Ohr - einstellen - sauberhalten	2.2.	25.1.	Schwerhörigkeit Bis zur Selbständigkeit die Handhabung des Hörapparates üben.	2.2.
29.1.	Gehfähigkeit Kann selbständig mit Böckli gehen, absitzen und aufstehen.		29.1.	Gehfähigkeit - Selbständiges Gehen mit Amerikanerstöcken. - Selbständiges Treppensteigen: hinauf und hinunter.	7.2.	29.1.	Gehfähigkeit Gemäss Instruktion der Physiotherapeutin üben.	
29.1.	Entlassung Gefahr, im Altersheim in Passivität zurückzufallen (auf Grund seiner wiederholten Aussage: "Im Altersheim hatte ich meine Ruhe"; vergleiche Bericht vom 18.1.).		29.1.	Entlassung - Verantwortung über die eigene Selbständigkeit tragen. - Erhaltung der Eigeninitiative in bezug auf Mobilität, Beschäftigung, Pflege von Beziehungen. - Entlassung ins Altersheim auf Ende Februar.		29.1.	Entlassung - Vater übers Wochenende zu Angehörigen (nach vorheriger Absprache). - Patient über ambulantes Altersturnen, Physiotherapie usw. informieren. - Herrn A. zu eigenständigem Aufnehmen von Beziehungen aktivieren. - Altersheim nach Bedarf über erworbene Selbständigkeiten informieren.	30.1. 10.2.

Abbildung 29 Legende: Seite 210.

Pflegeplanung

Datum	Pflegebericht	Initiale
16.1.	Stehen Am Bettrand mit Unterstützung auf beiden Seiten. Sackt nach 2 Minuten in die Knie.	
17.1.	Stehen 3 Minuten ohne Absacken.	
18.1.	Augenuntersuchung Herr A. ist weitsichtig. Wird am 21.1. Lesebrille erhalten.	
18.2.	Stehen 3 Minuten, macht anschliessend sechs kurze Schritte, sackt dann ab. Herr A. ist höchst erstaunt über seine Leistung. Sagt aber: "Im Altersheim hatte ich meine Ruhe."	
20.1.	Ohrenuntersuchung Herr A. wird am 25.1. einen Hörapparat erhalten.	
21.1.	Gehen Herr A. geht mit Unterstützung bis zum Fenster. Macht kleine Schritte. Das rechte Bein ist unbeholfener als das linke. Bleibt am Fenster 2 Minuten stehen. Hat Schweissperlen auf der Stirne. Ist hocherfreut. Kann es kaum fassen.	
22.1.	Hat Lesebrille erhalten. Las 10 Minuten lang in der Zeitung. War sehr zufrieden darüber. Hat Brille sorgfältig geputzt.	
24.1.	Stehen, Gehen Geht mit Unterstützung auf beiden Seiten zweimal durchs Zimmer, 20 m weit. Beide Beine kann er gleichermassen gebrauchen. Steht 2 Minuten ohne Hilfe sicher auf den Beinen. Wir haben uns alle sehr gefreut. Die Mitpatienten haben in die Hände geklatscht. Das Absitzen geht leicht, das Aufstehen bereitet noch Mühe.	
25.1.	Hörapparat angepasst. Herr A. hat Mühe mit der Handhabung. Ist erschrocken über die Geräusche. Hat Gespräche aus Distanz verstanden.	
27.1.	Hörfähigkeit Hat heute mit seinem Sohn telephoniert und alles verstanden. Er strahlte über das ganze Gesicht. Hat anschliessend seinen Söhnen und Töchtern geschrieben, dass er wieder hören, lesen und gehen kann. Das Schreiben war höchst ungewohnt, jedoch wieder ein neues Erfolgserlebnis.	
28.1.	Gehen Mit Böckli im Gang 50 m gegangen, allein auf Stuhl abgesessen. Nach 10 Minuten allein aufgestanden und zurück ins Zimmer. Herr A. sagt, dass er jetzt täglich seine Spaziergänge verlängern möchte.	
29.1.	Gehen Ist heute allein auf dem WC gewesen. Alles ist problemlos gegangen.	
31.1.	Gehen Hat heute mit Physiotherapeutin 15 Minuten Gehtraining betrieben mit Amerikanerstöcken. Sonst marschiert er mit Böckli.	
2.2.	Hörapparat Kann ihn problemlos gebrauchen. Nimmt aktiv teil an Diskussionen der Mitpatienten.	

Datum	Pflegebericht	Initiale
4./5.2.	Kontakte War beim Sohn in B. Kam begeistert zurück. Das Böckli hat gute Dienste geleistet. Treppensteigen konnte vermieden werden, weil Lift vorhanden.	
7.2.	Gehen Braucht fast immer Amerikanerstöcke. Kann auch mit diesen aufs WC.	
10.2.	Kontakte Der Leiter vom Seniorenclub hat ihn besucht. Herr A. hat sich als Clubmitglied angemeldet.	
10.2.	Gehen Kann drei Stufen hinauf- und hinuntergehen, ohne Hilfe.	
15.2.	Gehen Treppensteigen geht langsam, aber sicher; 20 Stufen selbständig hinauf und hinunter.	

Abbildung 30 Legende: Seite 210.

Pflegeplanung

Name A. J.	Grad der Pflegebedürftigkeit	Selbständig	Teilweise hilfsbedürftig	Vollständig hilfsbedürftig	Kontrolle	Häufigkeit	Limiten >	Limiten <
Alter	Mobilisation	x			Gewicht			
75 Jahre	Körperpflege	x			Diurese			
Konfession	Ankleiden	x			x BD	1x wöch. Di		
röm.-kath.	Nahrungsaufnahme	x			Respiration			
	Ausscheidung	x			Puls			
Angehörige (Tel.-Nr.)					Temperatur			
	Prophylaxen							

Datum	Probleme und Ressourcen des Patienten	Stopp	Datum	Pflegeziele	Stopp	Datum	Pflegeplan	Stopp
15.1.	Schwerhörigkeit Kann Gesprächen aus Distanz nicht folgen.	25.1.	15.1.	Schwerhörigkeit - Problemlose akustische Verständigung. - Hat Kenntnisse über otologische Untersuchung und ist damit einverstanden.	25.1. 18.1.	15.1.	Schwerhörigkeit - Sprechtempo, Stimmstärke, Distanz anpassen. - Otologische Untersuchung erklären (20.1. angemeldet).	25.1. 18.1. 20.1.
15.1.	Sehbehinderung Kann nicht mehr lesen. Erkennt Personen aus einiger Entfernung.	22.1.	15.1.	Sehbehinderung - Keine Benachteiligung. - Hat Kenntnisse über ophthalmologische Untersuchung und ist damit einverstanden.	22.1. 16.1.	15.1.	Sehbehinderung - Herrn A. fragen, wer allfällige Post vorlesen soll. - Ophthalmologische Untersuchung erklären (18.1. angemeldet).	22.1. 16.1. 18.1.
15.1.	Gehfähigkeit Seit zehn Jahren vormittags im Bett, nachmittags im Lehn- oder Rollstuhl. Dreht sich im Bett selbständig. Kann Zehen und Fussgelenk aktiv bewegen, Knie- und Hüftgelenk aktiv beugen und strecken. Wurde bis jetzt auf Stuhl beziehungsweise ins Bett getragen.	29.1.	15.1.	Gehfähigkeit - Teilziele mit Hilfe: 1. Stehen. 2. Schritte machen. 3. Absitzen. 4. Aufstehen. - Fernziel: Selbständiges Gehen mit Gehböckli.	24.1. 24.1. 29.1. 29.1. 29.1.	15.1.	Gehfähigkeit - In Zusammenarbeit mit der Physiotherapeutin das Mass der Uebungen und die Art der Unterstützung, dem jeweiligen Zustand von Herrn A. angepasst, abklären. - Physiotherapeutin stellt Plan auf. - Beine einbinden.	29.1. 29.1. 29.1.
25.1.	Schwerhörigkeit Hat Mühe mit der Handhabung des Hörapparates.	2.2.	25.1.	Schwerhörigkeit Selbständigkeit in der Handhabung des Hörapparates: - einlegen ins Ohr - einstellen - sauberhalten	2.2.	25.1.	Schwerhörigkeit Bis zur Selbständigkeit die Handhabung des Hörapparates üben.	2.2.
29.1.	Gehfähigkeit Kann selbständig mit Böckli gehen, absitzen und aufstehen. Kann nicht Treppen steigen.	15.2.		Gehfähigkeit - Selbständiges Gehen mit Amerikanerstöcken. - Selbständiges Treppensteigen: hinauf und hinunter.	7.2. 15.2.	29.1.	Gehfähigkeit Gemäss Instruktion der Physiotherapeutin üben.	
29.1.	Entlassung Gefahr, im Altersheim in Passivität zurückzufallen (auf Grund seiner wiederholten Aussage: "Im Altersheim hatte ich meine Ruhe"; vergleiche Bericht vom 18.1.).		29.1.	Entlassung - Verantwortung über die eigene Selbständigkeit tragen. - Erhaltung der Eigeninitiative in bezug auf Mobilität, Beschäftigung, Pflege von Beziehungen. - Entlassung ins Altersheim auf Ende Februar.		29.1.	Entlassung - Vater übers Wochenende zu Angehörigen (nach vorheriger Absprache). - Patient über ambulantes Altersturnen, Physiotherapie usw. informieren. - Herrn A. zu eigenständigem Aufnehmen von Beziehungen aktivieren. - Altersheim nach Bedarf über erworbene Selbständigkeiten informieren.	 30.1. 10.2.

Abbildung 31 Legende: Seite 210.

Pflegeplanung

Datum	Pflegebericht	Initiale
16.1.	<u>Stehen</u> Am Bettrand mit Unterstützung auf beiden Seiten. Sackt nach 2 Minuten in die Knie.	
17.1.	<u>Stehen</u> 3 Minuten ohne Absacken.	
18.1.	<u>Augenuntersuchung</u> Herr A. ist weitsichtig. Wird am 21.1. Lesebrille erhalten.	
18.1.	<u>Stehen</u> 3 Minuten, macht anschliessend sechs kurze Schritte, sackt dann ab. Herr A. ist höchst erstaunt über seine Leistung. Sagt aber: "Im Altersheim hatte ich meine Ruhe."	
20.1.	<u>Ohrenuntersuchung</u> Herr A. wird am 25.1. einen Hörapparat erhalten.	
21.1.	<u>Gehen</u> Herr A. geht mit Unterstützung bis zum Fenster. Macht kleine Schritte. Das rechte Bein ist unbeholfener als das linke. Bleibt am Fenster 2 Minuten stehen. Hat Schweissperlen auf der Stirne. Ist hocherfreut. Kann es kaum fassen.	
22.1.	Hat <u>Lesebrille</u> erhalten. Las 10 Minuten lang in der Zeitung. War sehr zufrieden darüber. Hat Brille sorgfältig geputzt.	
24.1.	<u>Stehen, Gehen</u> Geht mit Unterstützung auf beiden Seiten zweimal durchs Zimmer, 20 m weit. Beide Beine kann er gleichermassen gebrauchen. Steht 2 Minuten ohne Hilfe sicher auf den Beinen. Wir haben uns alle sehr gefreut. Die Mitpatienten haben in die Hände geklatscht. Das Absitzen geht leicht, das Aufstehen bereitet noch Mühe.	
25.1.	<u>Hörapparat</u> angepasst. Herr A. hat Mühe mit der Handhabung. Ist erschrocken über die Geräusche. Hat Gespräche aus Distanz verstanden.	
27.1.	<u>Hörfähigkeit</u> Hat heute mit seinem Sohn telephoniert und alles verstanden. Er strahlte über das ganze Gesicht. Hat anschliessend seinen Söhnen und Töchtern geschrieben, dass er wieder hören, lesen und gehen kann. Das Schreiben war höchst ungewohnt, jedoch wieder ein neues Erfolgserlebnis.	
28.1.	<u>Gehen</u> Mit Böckli im Gang 50 m gegangen, allein auf Stuhl abgesessen. Nach 10 Minuten allein aufgestanden und zurück ins Zimmer. Herr A. sagt, dass er jetzt täglich seine Spaziergänge verlängern möchte.	
29.1.	<u>Gehen</u> Ist heute allein auf dem WC gewesen. Alles ist problemlos gegangen.	
31.1.	<u>Gehen</u> Hat heute mit Physiotherapeutin 15 Minuten Gehtraining betrieben mit Amerikanerstöcken. Sonst marschiert er mit Böckli.	
2.2.	<u>Hörapparat</u> Kann ihn problemlos gebrauchen. Nimmt aktiv teil an Diskussionen der Mitpatienten.	
4./5.2.	<u>Kontakte</u> War beim Sohn in B. Kam begeistert zurück. Das Böckli hat gute Dienste geleistet. Treppensteigen konnte vermieden werden, weil Lift vorhanden.	
7.2.	<u>Gehen</u> Braucht fast immer Amerikanerstöcke. Kann auch mit diesen aufs WC.	
10.2.	<u>Kontakte</u> Der Leiter vom Seniorenclub hat ihn besucht. Herr A. hat sich als Clubmitglied angemeldet.	
10.2.	<u>Gehen</u> Kann drei Stufen hinauf- und hinuntergehen, ohne Hilfe.	
15.2.	<u>Gehen</u> Treppensteigen geht langsam, aber sicher; 20 Stufen selbständig hinauf und hinunter.	
16.2.	<u>Altersheim</u> Die Leiterin war hier. Hat sich von den Fortschritten des Herrn A. überzeugt. Offeriert ihm ein Einzelzimmer. Die Entlassung ist auf den 23.2. vorgesehen.	

Abbildung 32 Legende: Seite 210.

Pflegeplanung

Name A. J.	Grad der Pflegebedürftigkeit	Selbständig	Teilweise hilfsbedürftig	Vollständig hilfsbedürftig		Kontrolle	Häufigkeit	Limiten >	Limiten <
Alter	Mobilisation	x				Gewicht			
75 Jahre	Körperpflege	x				Diurese			
Konfession	Ankleiden	x			x	BD	1x wöch. Di		
röm.-kath.	Nahrungsaufnahme	x				Respiration			
	Ausscheidung	x				Puls			
Angehörige (Tel.-Nr.)						Temperatur			
	Prophylaxen								

Datum	Probleme und Ressourcen des Patienten	Stopp	Datum	Pflegeziele	Stopp	Datum	Pflegeplan	Stopp
15.1.	Schwerhörigkeit Kann Gesprächen aus Distanz nicht folgen.	25.1.	15.1.	Schwerhörigkeit - Problemlose akustische Verständigung. - Hat Kenntnisse über otologische Untersuchung und ist damit einverstanden.	25.1. 18.1.	15.1.	Schwerhörigkeit - Sprechtempo, Stimmstärke, Distanz anpassen. - Otologische Untersuchung erklären (20.1. angemeldet).	25.1. 18.1. 20.1.
15.1.	Sehbehinderung Kann nicht mehr lesen. Erkennt Personen aus einiger Entfernung.	22.1.	15.1.	Sehbehinderung - Keine Benachteiligung. - Hat Kenntnisse über ophthalmologische Untersuchung und ist damit einverstanden.	22.1. 16.1.	15.1.	Sehbehinderung - Herrn A. fragen, wer allfällige Post vorlesen soll. - Ophthalmologische Untersuchung erklären (18.1. angemeldet).	22.1. 16.1. 18.1.
15.1.	Gehfähigkeit Seit zehn Jahren vormittags im Bett, nachmittags im Lehn- oder Rollstuhl. Dreht sich im Bett selbständig. Kann Zehen und Fussgelenk aktiv bewegen, Knie- und Hüftgelenk aktiv beugen und strecken. Wurde bis jetzt auf Stuhl beziehungsweise ins Bett getragen.	29.1.	15.1.	Gehfähigkeit - Teilziele mit Hilfe: 1. Stehen. 2. Schritte machen. 3. Absitzen. 4. Aufstehen. - Fernziel: Selbständiges Gehen mit Gehböckli.	24.1. 24.1. 29.1. 29.1. 29.1.	15.1.	Gehfähigkeit - In Zusammenarbeit mit der Physiotherapeutin das Mass der Uebungen und die Art der Unterstützung, dem jeweiligen Zustand von Herrn A. angepasst, abklären. - Physiotherapeutin stellt Plan auf. - Beine einbinden.	29.1. 29.1. 29.1.
25.1.	Schwerhörigkeit Hat Mühe mit der Handhabung des Hörapparates.	2.2.	25.1.	Schwerhörigkeit Selbständigkeit in der Handhabung des Hörapparates: - einlegen ins Ohr - einstellen - sauberhalten	2.2.	25.1.	Schwerhörigkeit Bis zur Selbständigkeit die Handhabung des Hörapparates üben.	2.2.
29.1.	Gehfähigkeit Kann selbständig mit Böckli gehen, absitzen und aufstehen. Kann nicht Treppen steigen.	15.2.	29.1.	Gehfähigkeit - Selbständiges Gehen mit Amerikanerstöcken. - Selbständiges Treppensteigen: hinauf und hinunter.	7.2. 15.2.	29.1.	Gehfähigkeit Gemäss Instruktion der Physiotherapeutin üben.	
29.1.	Entlassung Gefahr, im Altersheim in Passivität zurückzufallen (auf Grund seiner wiederholten Aussage: "Im Altersheim hatte ich meine Ruhe"; vergleiche Bericht vom 18.1.).		29.1.	Entlassung - Verantwortung über die eigene Selbständigkeit tragen. - Erhaltung der Eigeninitiative in bezug auf Mobilität, Beschäftigung, Pflege von Beziehungen. - Entlassung ins Altersheim auf Ende Februar.	16.2.	29.1.	Entlassung - Vater übers Wochenende zu Angehörigen (nach vorheriger Absprache). - Patient über ambulantes Altersturnen, Physiotherapie usw. informieren. - Herrn A. zu eigenständigem Aufnehmen von Beziehungen aktivieren. - Altersheim nach Bedarf über erworbene Selbständigkeiten informieren.	30.1. 10.2. 16.2.
			16.2.	Entlassung für 23.2. vorgesehen.		16.2.	- Am Vortag Entlassung endgültig vorbereiten.	

Abbildung 33 Legende: Seite 210.

Pflegeplanung

Datum	Pflegebericht	Initiale
16.1.	Stehen Am Bettrand mit Unterstützung auf beiden Seiten. Sackt nach 2 Minuten in die Knie.	
17.1.	Stehen 3 Minuten ohne Absacken.	
18.1.	Augenuntersuchung Herr A. ist weitsichtig. Wird am 21.1. Lesebrille erhalten.	
18.1.	Stehen 3 Minuten, macht anschliessend sechs kurze Schritte, sackt dann ab. Herr A. ist höchst erstaunt über seine Leistung. Sagt aber: "Im Altersheim hatte ich meine Ruhe."	
20.1.	Ohrenuntersuchung Herr A. wird am 25.1. einen Hörapparat erhalten.	
21.1.	Gehen Herr A. geht mit Unterstützung bis zum Fenster. Macht kleine Schritte. Das rechte Bein ist unbeholfener als das linke. Bleibt am Fenster 2 Minuten stehen. Hat Schweissperlen auf der Stirne. Ist hocherfreut. Kann es kaum fassen.	
22.1.	Hat Lesebrille erhalten. Las 10 Minuten lang in der Zeitung. War sehr zufrieden darüber. Hat Brille sorgfältig geputzt.	
24.1.	Stehen, Gehen Geht mit Unterstützung auf beiden Seiten zweimal durchs Zimmer, 20 m weit. Beide Beine kann er gleichermassen gebrauchen. Steht 2 Minuten ohne Hilfe sicher auf den Beinen. Wir haben uns alle sehr gefreut. Die Mitpatienten haben in die Hände geklatscht. Das Absitzen geht leicht, das Aufstehen bereitet noch Mühe.	
25.1.	Hörapparat angepasst. Herr A. hat Mühe mit der Handhabung. Ist erschrocken über die Geräusche. Hat Gespräche aus Distanz verstanden.	
27.1.	Hörfähigkeit Hat heute mit seinem Sohn telephoniert und alles verstanden. Er strahlte über das ganze Gesicht. Hat anschliessend seinen Söhnen und Töchtern geschrieben, dass er wieder hören, lesen und gehen kann. Das Schreiben war höchst ungewohnt, jedoch wieder ein neues Erfolgserlebnis.	
28.1.	Gehen Mit Böckli im Gang 50 m gegangen, allein auf Stuhl abgesessen. Nach 10 Minuten allein aufgestanden und zurück ins Zimmer. Herr A. sagt, dass er jetzt täglich seine Spaziergänge verlängern möchte.	
29.1.	Gehen Ist heute allein auf dem WC gewesen. Alles ist problemlos gegangen.	
31.1.	Gehen Hat heute mit Physiotherapeutin 15 Minuten Gehtraining betrieben mit Amerikanerstöcken. Sonst marschiert er mit Böckli.	
2.2.	Hörapparat Kann ihn problemlos gebrauchen. Nimmt aktiv teil an Diskussionen der Mitpatienten.	
4./5.2.	Kontakte War beim Sohn in B. Kam begeistert zurück. Das Böckli hat gute Dienste geleistet. Treppensteigen konnte vermieden werden, weil Lift vorhanden.	
7.2.	Gehen Braucht fast immer Amerikanerstöcke. Kann auch mit diesen aufs WC.	
10.2.	Kontakte Der Leiter vom Seniorenclub hat ihn besucht. Herr A. hat sich als Clubmitglied angemeldet.	
10.2.	Gehen Kann drei Stufen hinauf- und hinuntergehen, ohne Hilfe.	
15.2.	Gehen Treppensteigen geht langsam, aber sicher; 20 Stufen selbständig hinauf und hinunter.	
16.2.	Altersheim Die Leiterin war hier. Hat sich von den Fortschritten des Herrn A. überzeugt. Offeriert ihm ein Einzelzimmer. Die Entlassung ist auf den 23.2. vorgesehen.	
20.2.	Entlassung Herr A. hat sich auf den 24.2. einen eigenen Fernsehapparat gekauft. Er freut sich auf die Entlassung. Er hat voll Freude gesagt: "Ich kam ins Spital wegen einer Männerkrankheit, alt und gebrechlich. Sehend, hörend und gehend darf ich in meinem Alter ein neues Leben beginnen."	
23.2.	Entlassung Herr A. ist glücklich ins Altersheim umgesiedelt.	

Abbildung 34 Legende: Seite 210.

Pflegeplanung

Name A. J.	Grad der Pflegebedürftigkeit	Selbständig	Teilweise hilfsbedürftig	Vollständig hilfsbedürftig		Kontrolle	Häufigkeit	Limiten >	Limiten <
Alter	Mobilisation	x				Gewicht			
75 Jahre	Körperpflege	x				Diurese			
Konfession	Ankleiden	x			x	BD	1x wöch. Di		
röm.-kath.	Nahrungsaufnahme	x				Respiration			
	Ausscheidung	x				Puls			
Angehörige (Tel.-Nr.)						Temperatur			
	Prophylaxen								

Datum	**Probleme und Ressourcen** des Patienten	Stopp	Datum	**Pflegeziele**	Stopp	Datum	**Pflegeplan**	Stopp
15.1.	<u>Schwerhörigkeit</u> Kann Gesprächen aus Distanz nicht folgen.	25.1.	15.1.	<u>Schwerhörigkeit</u> - Problemlose akustische Verständigung. - Hat Kenntnisse über otologische Untersuchung und ist damit einverstanden.	25.1. 18.1.	15.1.	<u>Schwerhörigkeit</u> - Sprechtempo, Stimmstärke, Distanz anpassen. - Otologische Untersuchung erklären (20.1. angemeldet).	25.1. 18.1. 20.1.
15.1.	<u>Sehbehinderung</u> Kann nicht mehr lesen. Erkennt Personen aus einiger Entfernung.	22.1.	15.1.	<u>Sehbehinderung</u> - Keine Benachteiligung. - Hat Kenntnisse über ophthalmologische Untersuchung und ist damit einverstanden.	22.1. 16.1.	15.1.	<u>Sehbehinderung</u> - Herrn A. fragen, wer allfällige Post vorlesen soll. - Ophthalmologische Untersuchung erklären (18.1. angemeldet).	22.1. 16.1. 18.1.
15.1.	<u>Gehfähigkeit</u> Seit zehn Jahren vormittags im Bett, nachmittags im Lehn- oder Rollstuhl. Dreht sich im Bett selbständig. Kann Zehen und Fussgelenk aktiv bewegen, Knie- und Hüftgelenk aktiv beugen und strecken. Wurde bis jetzt auf Stuhl beziehungsweise ins Bett getragen.	29.1.	15.1.	<u>Gehfähigkeit</u> - <u>Teilziele</u> mit Hilfe: 1. Stehen. 2. Schritte machen. 3. Absitzen. 4. Aufstehen. - <u>Fernziel</u>: Selbständiges Gehen mit Gehböckli.	24.1. 24.1. 29.1. 29.1. 29.1.	15.1.	<u>Gehfähigkeit</u> - In Zusammenarbeit mit der Physiotherapeutin das Mass der Uebungen und die Art der Unterstützung, dem jeweiligen Zustand von Herrn A. angepasst, abklären. - Physiotherapeutin stellt Plan auf. - Beine einbinden.	29.1. 29.1. 29.1.
25.1.	<u>Schwerhörigkeit</u> Hat Mühe mit der Handhabung des Hörapparates.	2.2.	25.1.	<u>Schwerhörigkeit</u> Selbständigkeit in der Handhabung des Hörapparates: - einlegen ins Ohr - einstellen - sauberhalten	2.2.	25.1.	<u>Schwerhörigkeit</u> Bis zur Selbständigkeit die Handhabung des Hörapparates üben.	2.2.
29.1.	<u>Gehfähigkeit</u> Kann selbständig mit Böckli gehen, absitzen und aufstehen. Kann nicht Treppen steigen.	15.2.	29.1.	<u>Gehfähigkeit</u> - Selbständiges Gehen mit Amerikanerstöcken. - Selbständiges Treppensteigen: hinauf und hinunter.	7.2. 15.2.	29.1.	<u>Gehfähigkeit</u> Gemäss Instruktion der Physiotherapeutin üben.	23.2.
29.1.	<u>Entlassung</u> Gefahr, im Altersheim in Passivität zurückzufallen (auf Grund seiner wiederholten Aussage: "Im Altersheim hatte ich meine Ruhe"; vergleiche Bericht vom 18.1.).	23.2.	29.1.	<u>Entlassung</u> - Verantwortung über die eigene Selbständigkeit tragen. - Erhaltung der Eigeninitiative in bezug auf Mobilität, Beschäftigung, Pflege von Beziehungen. - Entlassung ins Altersheim auf Ende Februar.	23.2. 23.2. 16.2.	29.1.	<u>Entlassung</u> - Vater übers Wochenende zu Angehörigen (nach vorheriger Absprache). - Patient über ambulantes Altersturnen, Physiotherapie usw. informieren. - Herrn A. zu eigenständigem Aufnehmen von Beziehungen aktivieren. - Altersheim nach Bedarf über erworbene Selbständigkeiten informieren.	23.2. 30.1. 10.2. 16.2.
			16.2.	<u>Entlassung</u> für 23.2. vorgesehen.	23.2.	16.2.	- Am Vortag Entlassung endgültig vorbereiten.	22.2.

Abbildung 35 Legende: Seite 211.

4.2 **Weitere Beispiele "praktischer" Pflegeplanung**

In diesem Kapitel soll der Krankenpflegeprozess weiter dargestellt werden. Dazu werden nach einer kurzen Vorstellung des "Falls" in einer Reihe von Abbildungen die entsprechenden Pflegeblätter gezeigt. Aus diesen lässt sich der jeweilige Verlauf des Pflegeprozesses herauslesen. Dabei wird bei den Pflegeberichten wie bei den Patientendokumentationsblättern der letzte Stand, also nach Beendigung der Pflegemassnahmen, dargestellt. Die Fälle wurden so ausgewählt, dass aus jedem der heute am stärksten vertretenen Pflegebereiche je ein Beispiel angeführt ist.

4.21 **Fall 2:
Junger Mann, Herniotomie**

Personalien

Name: B.
Vorname: B.
Alter: 29 Jahre
Konfession: protestantisch
Beruf: Feinmechaniker
Arbeitet seit drei Jahren in grossem Warenhaus. Ist vor allem mit dem Unterhalt und der Reparatur verschiedener Apparate betraut. Wird auch im Transportdienst eingesetzt: Fahren mit Lastwagen, Verladen von schweren Kisten. Herr B. ist mit seiner beruflichen Tätigkeit und dem Arbeitsplatz zufrieden. Lobt das gute Arbeitsklima.
Wohnort: Z.
Nationalität: Schweizer

Versicherung

Allgemeine Kranken- und Unfallversicherung.

Diagnose

Inguinalhernie rechts.

Auszug aus der Anamnese

Seit zehn Jahren im rechten Unterbauch in der Leistengegend ziehende Schmerzen beim Heben von schweren Lasten. Diagnosestellung durch Hausarzt: Leistenbruch rechts. Er riet ihm, diesen bei Gelegenheit operieren zu lassen. Im März letzten Jahres Verschlimmerung der Beschwerden. Vor zwei Wochen Vorwölbung im rechten Skrotum. Der konsultierte Hausarzt wies Herrn B. ins Spital ein. Der Stuhlgang blieb während dieser Zeit normal, die Beschwerden besserten spontan. Sonst in jeder Hinsicht gesunder, kräftiger, junger Mann.

Behandlungsplan

Routineuntersuchungen und Operationsvorbereitung, Operation.

	Postoperative Behandlung nach Schema (siehe Abbildung 42, Seite 114). Aseptische Wundbehandlung. Parenterale Flüssigkeits- und Elektrolytzufuhr nach Verordnung.
Familiensituation	Ledig. Seit zwei Monaten verlobt. Möchte gerne bald heiraten. Wohnt bei seinen Eltern in Einfamilienhaus, in einem kleinen Dorf. Gutes Einvernehmen mit den Eltern. Hat zwei verheiratete Schwestern.

Checkliste zur Informationssammlung

Bereiche, in welchen Probleme und daraus Pflegebedürfnisse entstehen können
(Zutreffendes ankreuzen und unterstreichen)

☐ Atmung	
☐ Ausscheidung	Stuhl, Urin, Schweiss, Erbrechen usw.
☐ Bekleidung	Wahl, Anziehen, Ausziehen
☐ Ernährung	Essen, Trinken
☐ Körperpflege	Haut, Haare, Mund, Nase, Augen, Ohren, Nägel, Intimbereich
☐ Mobilität	im Bett, im Raum, im Freien
☐ Ruhe, Schlaf	
☐ Sexualität	
☐ Wärme-, Kältegefühl	
☐ Selbstwertgefühl	Selbstbewusstsein, Selbstvertrauen, Selbstwertschätzung
☐ Stimmung	Gefühle, zum Beispiel Angst, Trauer, Enttäuschung
☐ Verantwortungsfähigkeit	Selbstdisziplin, Entscheidungsfähigkeit
☐ Lernen	Lernwille, Lernfähigkeit
☐ Sinnvolle Zeitanwendung	Beschäftigung, Unterhaltung
☐ Kommunikation:	
Empfang von Sinneseindrücken	Hören, Sehen, Riechen, Tasten, Schmecken
Senden von Informationen	Sprechen, Schreiben, averbale Zeichen
☐ Beziehungen	zu Familie, Freunden, Mitpatienten, Betreuern
☒ Rolle in der Gesellschaft	als Familienmitglied, Berufsangehöriger, Staatsbürger
☐ Kultur	Sitten, Bräuche, Sprache
☐ Religion	Ueberzeugungen, Werte, Vorschriften
☐ Umweltbedingungen, Wohnverhältnisse	
☐ Finanzielle Sicherheit	
☐ Andere:	
☐	
☐	

Abbildung 36 Legende: Seite 211.

Erfassung der Probleme und Ressourcen des Patienten, die für die Pflege von Bedeutung sind

Probleme des Patienten, die sich auf Grund der Informationssammluhg ergeben:

Beruf

Gefahr von Rezidivhernie durch ruckartige Bewegung beim Aufheben und Tragen von schweren Lasten.

Ressourcen (Fähigkeiten und Möglichkeiten) des Patienten und seiner Angehörigen, die für die Lösung obiger Probleme von Bedeutung sind:

Gutes Arbeitsklima, rücksichtsvoller Arbeitgeber und hilfsbereite Kollegen.

Abbildung 37

Legende: Seite 211.

Pflegeplanung

Name B. B.	Grad der Pflegebedürftigkeit	Selbständig	Teilweise hilfsbedürftig	Vollständig hilfsbedürftig	Kontrolle	Häufigkeit	Limiten >	Limiten <
Alter	Mobilisation	x			Gewicht			
29 Jahre	Körperpflege	x			x Diurese	Nach Schema		
Konfession	Ankleiden	x			x BD	1x täglich		
protestantisch	Nahrungsaufnahme	x			Respiration			
	Ausscheidung	x			x Puls	2x täglich		
Angehörige (Tel.-Nr.)					x Temperatur	2x täglich		
					x Op.-Wunde + Verband			
	Prophylaxen							
	Allergie		x Problem					
	Thrombose		x nach Schema					

Datum	Probleme und Ressourcen des Patienten	Stopp	Datum	Pflegeziele	Stopp	Datum	Pflegeplan	Stopp
11.7.	Schamgefühl Während OP-Vorbereitung stark zum Ausdruck gekommen.		11.7.	Schamgefühl Ist nicht verletzt.		11.7.	Schamgefühl - Herrn B. wo und wann immer möglich Selbständigkeit lassen. - Bei unvermeidbaren Entblössungen informieren und begründen. - So diskret wie möglich handeln und sprechen. - Instruktion für Gebrauch von Suspensorium durch Pfleger X.	13.7.
14.7.	Allergie Reaktion auf Heftpflaster und Tinktur von Merfen®. - Fieber, Puls erhöht. - Exanthem in beiden Ellbeugen, Ueberwärmung, Schwellung, Juckreiz. - Durst.	18.7.	14.7.	Allergie - Symptome erträglich - abgeklungen. - Kennt Ursachen. - Weiss sich zu schützen.	16.7. 18.7. 16.7. 18.7.	14.7.	Allergie - Allgemeine und lokale Behandlung siehe ärztliche Verordnung. - Kein Heftpflaster und kein Merfen®. - Wenn in gutem Zustand, Ursachen und Prophylaxen mit ihm besprechen.	18.7.
16.7.	Ruhe, Schlaf Herr B. findet es sehr lästig, immer um 5.15 wegen Fiebermessen geweckt zu werden.		16.7.	Ruhe, Schlaf Bis 7.00 ungestört sein.		16.7.	Ruhe, Schlaf - Herr B. kann Thermometer selber nehmen, wenn er aufwacht. - Nachts nicht wecken, läutet, wenn er etwas braucht.	
18.7.	Rezidivhernieprophylaxe Herr B. ist Lastwagenfahrer und muss schwere Container verladen.		18.7.	Rezidivhernieprophylaxe - Herr B. kennt Schonzeit von drei Monaten und Schonhaltung. - Er stellt sich darauf ein. - Der Arbeitgeber kennt Schonzeit und offeriert Lösung.		18.7.	Rezidivhernieprophylaxe - Gespräch mit Arzt veranlassen am 19.7. um 14 Uhr. - Dr. C. schreibt ein Zeugnis für den Arbeitgeber. - Der Sozialdienst klärt Situation beim Arbeitgeber ab und informiert Herrn B. darüber.	

Abbildung 38 Legende: Seite 211.

Pflegeplanung

Datum	Pflegebericht	Initiale	Datum	Pflegebericht	Initiale
11.7.	Eintritt für Herniotomie. OP am 12.7., 7.30 Uhr. Zeigte bei der OP-Vorbereitung starkes Schamgefühl.				
12.7.	Kam um 9 Uhr wach aus OP zurück. Erbrechen Einmal um 10 Uhr, seither kein Brechreiz. Wundschmerzen 30 mg Fortalgesic® s.c. um 2 Uhr mit rascher Wirkung. Durstgefühl konnte gestillt werden, indem Herr B. seit 14 Uhr stündlich einen Schluck ungesüssten Tees selber trinken konnte.				
13.7.	Wundschmerzen 30 mg Fortalgesic® s.c. um 10 und 22 Uhr mit rascher Wirkung.				
14.7.	Allergischer Schub Fieber, Pulserhöhung, Reaktion auf Heftpflaster und Merfen® Tinktur. In beiden Ellbeugen Exanthem, Ueberwärmung, Schwellung, Juckreiz, vermehrter Durst. Ursachen sind Herrn B. von Dr. C. erklärt worden.				
16.7.	Allergie Nur noch leichte, lokale Reaktion, fühlt sich wieder wohl.				
16.7.	Ruhe, Schlaf Empfindet es sehr lästig, dass er jeden Morgen um 5.15 Uhr zum Fiebermessen geweckt wird. Hoffte, im Spital ausschlafen zu können.				
18.7.	Allergie völlig abgeklungen.				

Abbildung 39 Legende: Seite 211.

Pflegeplanung

Chirurgische Klinik

Name	Geb.-Datum	Patienten-Nr	Zimmer-Nr.	Rh. F	Blutgruppe
B. B.	28.2.19..		A2 Z 15	+	0

Beruf	Bürgerort	Eintrittstag	Austrittstag	Krankentage
Feinmechaniker	D.	11.7.19..		

Postleitzahl, Wohngemeinde, Adresse: XXXX K.
Tel.-Nr.:
Konfession: prot.
Einweisender Arzt, Adresse, Tel.: Dr. A. W.
Vormund:
Kostenträger: Krankenversicherung

Operation: Herniotomie rechts 12.7.19..

Komplikationen:

Diagnose: Inguinalhernie rechts

Allergie: Heftpflaster und Merfen® Tinktur 14.7.19..

Dat.	Therapie	Stop
12.7.	Redon 1	14.7.
12.7.	Klammern	15.7.
14.7.	Locacorten® Salbe, 3x täglich, beide Ellbeugen	18.7.

Tag/Monat	11.7.	12.	13.	14.	15.	16.	17.	18.
Ops. Tag		1	2	3	4	5	6	7

Puls rot / Temp. blau: 130 / 40°, 110 / 39°, 90 / 38°, 70 / 37°, 50 / 36°, 30 / 35°

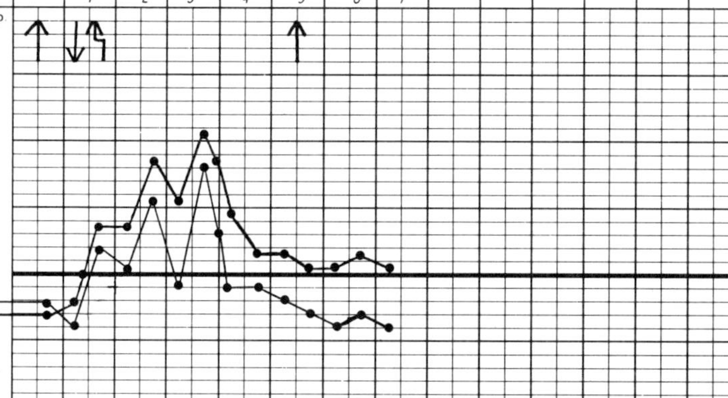

	11.7.	12.	13.	14.	15.	16.	17.	18.
Blutdruck	120/80			130/90 125/90	120/80			
Blutsenkung	5							
Antikoagulation				//////	//////	//////	//////	//////
Verbandwechsel				VW	VW		VW	
Grösse/Gewicht	181 cm	78 kg						
Stuhl fest | flüssig —	/		$_0{}^{0}{}_0{}^{0}$	0 80	/ M	/	/	
Zufuhr per os								
Infusion								
Ausscheidung: Urin								
Ausscheidung: Erbr.		100 ml						
Ausscheidung: Redon		40 ml	Spur					
Bilanz								
Diät	I.K.	Tee	Tee	Phase 2	4	B	B	A

Dat.	Antibiotika	Mo	Mi	Ab	20h	X	Stop

Dat.	Medikamente: per os/rektal	Mo	Mi	Ab	20h	X	Stop
12.7.	Itinerol® B6, Supp.		1				12.7.
13.7.	Sintrom® Tbl. n.V.				x		
14.7.	Fenistil® retard, Tbl.	1	1	1			18.7.

Dat.	Reserve-Mittel	Stop
12.7.	Fortalgesic® 30 mg s.c. nach Bedarf	

Dat.	Untersuchungen	Stop

Dat.	Medikamente: Injektionen/Infusionen	Stop
12.7.	Siehe Ueberwachungsblatt	13.7.

Dat.	Schlaf-/Schmerzmittel fest	20h	Stop
11.7.	Mogadon®, Tbl.	1	11.7.
13.7.	Mogadon®, Tbl.	1	16.7.

Dat.	Stuhlmittel	Stop
15.7.	Spirolax®, 2 Dragées	15.7.

Abbildung 40 Legende: Seite 211.

Pflegeplanung

Therapie und Flüssigkeitsbilanz

Name	Geb.-Datum	Patienten-Nr.	Zimmer-Nr.	Blatt Nr.
B. B.	28.2.19..		A2 Z 15	1

Datum und Zeit	Puls	Blut-druck	Tempe-ratur	At-mung	Medikamente und Bezeichnung der Infusionen	Flüssigkeits-Zufuhr per os	Flüssigkeits-Zufuhr Infusionen	Ausscheidung Urin	Ausscheidung Varia
12.7.					Macrodex® 6% 300 ml		300		
					in NaCl 9‰				
					Glukose 5% 1000 ml				
11 h	80	115/90			Zurück vom Ops				
12 h	84	120/90			Novalgin® 2 ml i.v.				
13 h	96	120/80							Erbr. 100
14 h	84	120/80						500	
15 h	88	125/90				100			
18 h	80	120/90					1000		
20 h	76	120/80			Hartmannsche Lösung				
22 h	80	120/80			1000 ml	200			
2 h	84	125/90							
6 h	76	115/80					1000	1200	
						300	2300	1700	100

Pflegeplanung

Herniotomie: postoperatives Behandlungs- und Pflegeschema (auch Rezidivhernie)

Blutentnahmen: Quick, Blutgruppe, Hb, HK, Lc, Lues, BSR

Problembereiche	**Schmerzen**	**Darmtätigkeit**	**Ernährung**	**Mobilisation**	**Operationswunde**	**Thrombose/ Blutungsgefahr**
Ziel der Massnahmen	Schmerzlinderung	Schonende Anregung der Darmtätigkeit	Der Darmtätigkeit und dem Befinden des Patienten entsprechende Ernährung, Verhütung von Gasbildung	Erhaltung der Mobilität, Verhütung von Muskelatrophie, Thrombose	p.p. Heilung	Keine Thrombose, keine Spontanblutung
Massnahmenplan	**Schmerzmittel**	**Laxantien**	**Diät**	**Aufstehen**	**Verband**	**Antikoagulation**
Ops = 1. Tag	Abhängig von Narkosetypus Siehe Richtlinien für Schmerzmittelverabreichung nach Narkose		Ab 6 Stunden postoperativ halbstündlich schluckweise leichen Schwarztee oder Wasser	Zum Betten am Abend	Kontrolle von Verband und Redon	
2. Tag	Nach Bedarf		Diät/Phase 2. Zusätzlich erlaubt: Milchkaffee, Schwarztee mit Milch	Zunehmend mobilisieren 3x 10-20 Minuten	wie oben	Beginn der Antikoagulation, Sintrom ® nach Verordnung
3. Tag	Nach Bedarf Cibalgin ®, Tabletten oder Suppositorien; Novalgin ®, Tabletten oder Suppositorien	Abends: 2 Dragées Spirolax ®	Diät/Phase 4. Zusätzlich erlaubt: Milchkaffee, Schwarztee mit Milch	Nach Befinden, minimal dreimal 30 Minuten	Redonentfernung nach Verordnung	
4. Tag		Wenn kein Stuhl bis 9 h: 1 Dulcolax ®, Suppositorium; bis 16 h: 1 Practo-Clyss ®	Frühstück: Wie oben Mittagessen: Kost B (nur wenn Stuhl gehabt)	Nach Belieben, minimal wie oben	Klammern entfernen nach Verordnung	
5. Tag			Kost B			

Abweichungen: Patienten mit Hydrozelen und Spermatozelen:
Suspensorium sofort nach Ops anziehen, auch im Bett, Hodenkissen für Hochlagerung des Hodens (Verhütung von Skrotalhämatom und -ödembildung)

Patienten mit Hydrozelen und Spermatozelen:
dürfen je nach Zustand und Befinden sofort wieder normale Kost haben (Peritoneum nicht eröffnet)

Abbildung 42 Legende: Seite 211.

4.22	Fall 3: Patient mit Colitis ulcerosa
Personalien	Name: B. Vorname: A. Alter: 36 Jahre Konfession: keine Beruf: Handelskaufmann, selbständig Wohnadresse: Stadt X in der Schweiz Nationalität: Deutscher
Versicherung	Keine Krankenkasse
Diagnose	Colitis ulcerosa
Auszug aus der Anamnese	Momentanes Zustandsbild: Heftige kolikartige Bauchschmerzen, blutige Durchfälle, 18-20 Entleerungen pro Tag. Gewichtsabnahme um 8 kg in zehn Tagen auf 52 kg. Normalgewicht 60 kg. Erschöpfung. Unruhiger, unterbrochener Schlaf. Wasser- und Elektrolythaushalt gestört.
Frühere Spitalaufenthalte	1958 Ulcus duodeni, Hospitalisation in München. 1970 erster Schub einer Colitis ulcerosa, Hospitalisation in New York. 1972 zweiter Schub einer Colitis ulcerosa, Hospitalisation in Berlin. 1976 dritter Schub einer Colitis ulcerosa, Hospitalisation in Paris. Seit 1976 immer wieder kleinere Schübe, die der Patient mit Diät und Medikamenten jeweils selber kurieren konnte.
Risikofaktoren	Gestresster Handelskaufmann, steht unter starkem Leistungsdruck. Macht häufig Diätfehler, da er oft auf Reisen im Ausland ist. Seelische Belastung durch Streit mit der eigenen Familie in Deutschland. Fühlt sich von den Schwiegereltern nicht akzeptiert. Ehefrau schwanger mit dem dritten Kind. Finanzielle Probleme wegen schlechten Geschäftsabschlusses in den letzten Monaten.
Familiensituation	Ist mit einer Schweizerin verheiratet. Zwei Kinder, sieben und neun Jahre alt.

Informationen aus Beobachtungen und Gesprächen mit dem Patienten

Patient wurde heute von Station C hierher verlegt, weil dort kein Einerzimmer frei war.

Patient ist fahl, hat Ringe unter den Augen, sieht erschöpft und abgemagert aus. Grosse Schwäche: Schweissausbrüche, Zittern. Trockene Lippen, faltige Haut. Ist recht mitteilungsbedürftig. Redet schnell, hastig.

Patient kam sehr ungern ins Spital. Er sagt: "Bei meinen Spitalaufenthalten musste ich leider viele schlechte Erfahrungen machen. Ich musste viele Untersuchungen über mich ergehen lassen, aber das Ergebnis erfuhr ich nie. Ich hatte Angst, dass auch hier wieder alles von A bis Z untersucht würde. Das geschah aber zum Glück nicht. Die Schwestern haben mich auf Station C sehr nett aufgenommen. Leider war ich in einem Zweierzimmer und verstand mich nicht mit meinem Mitpatienten. Nun ist ja hier zum Glück ein Einerzimmer frei geworden, das mir gut gefällt. Schade, dass ich Schwester U. von der andern Station nicht mitnehmen konnte. Sie hat alles getan, um mir den Spitalaufenthalt angenehm zu gestalten. Ich möchte mich nicht von einem Pfleger besorgen lassen.
Ueber meine Krankheit weiss ich gut Bescheid, aber ich habe immer Angst, man könnte mir Befunde vorenthalten. Wissen Sie, wenn man so viel Blut verliert...
So richtig offen über meine Probleme reden kann ich nur mit meiner Frau und meinem Freund. Ich möchte keine Telephonanrufe aus Deutschland empfangen und keinen Besuch.
Die Aerzte hier sind nett, aber meine Sorgen werden zu wenig ernst genommen."

Checkliste zur Informationssammlung

Bereiche, in welchen Probleme und daraus Pflegebedürfnisse entstehen können
(Zutreffendes ankreuzen und unterstreichen)

☐ Atmung	
☒ Ausscheidung	Stuhl, Urin, Schweiss, Erbrechen usw.
☐ Bekleidung	Wahl, Anziehen, Ausziehen
☒ Ernährung	Essen, Trinken
☒ Körperpflege	Haut, Haare, Mund, Nase, Augen, Ohren, Nägel, Intimbereich
☐ Mobilität	im Bett, im Raum, im Freien
☒ Ruhe, Schlaf	
☐ Sexualität	
☐ Wärme-, Kältegefühl	
☒ Selbstwertgefühl	Selbstbewusstsein, Selbstvertrauen, Selbstwertschätzung
☒ Stimmung	Gefühle, zum Beispiel Angst, Trauer, Enttäuschung
☐ Verantwortungsfähigkeit	Selbstdisziplin, Entscheidungsfähigkeit
☐ Lernen	Lernwille, Lernfähigkeit
☐ Sinnvolle Zeitanwendung	Beschäftigung, Unterhaltung
☐ Kommunikation:	
Empfang von Sinneseindrücken	Hören, Sehen, Riechen, Tasten, Schmecken
Senden von Informationen	Sprechen, Schreiben, averbale Zeichen
☒ Beziehungen	zu Familie, Freunden, Mitpatienten, Betreuern
☒ Rolle in der Gesellschaft	als Familienmitglied, Berufsangehöriger, Staatsbürger
☐ Kultur	Sitten, Bräuche, Sprache
☐ Religion	Ueberzeugungen, Werte, Vorschriften
☐ Umweltbedingungen, Wohnverhältnisse	
☒ Finanzielle Sicherheit	
☐ Andere:	
☐	
☐	

Abbildung 43 Legende: Seite 211.

Pflegeplanung

Erfassung der Probleme und Ressourcen des Patienten, die für die Pflege von Bedeutung sind

Probleme des Patienten, die sich auf Grund der Informationssammlung ergeben:

Ausscheidung	Wässrig-blutige Durchfälle 18- bis 20mal pro Tag und Nacht. Heftige kolikartige Schmerzen bei jeder Entleerung.
Ernährung	Inappetenz, Gewichtsverlust 8 kg in zehn Tagen. Dehydratation, Durst.
Körperpflege	Gereizte und gerötete Haut in der Analgegend, grosse Schwäche, Schweissausbrüche bei jeder Anstrengung.
Ruhe, Schlaf	Gestört wegen Schmerzen und Durchfällen. Grosse Müdigkeit.
Stimmung	Angst wegen Prognose, Misstrauen, man verheimliche ihm etwas.
Beziehungen	Keine Bezugsperson unter Pflegepersonal (Verlegung auf neue Station), will sich nicht von einem Pfleger pflegen lassen. Braucht lange, bis er zu jemandem Vertrauen hat. Beziehungen zu seiner Verwandtschaft gestört (Eltern, Schwiegereltern).
Beruf	Sorgen wegen Beruf. Viele Stressfaktoren.
Finanzielle Sicherheit	Finanzielle Sorgen.

Ressourcen (Fähigkeiten und Möglichkeiten) des Patienten und seiner Angehörigen, die für die Lösung obiger Probleme von Bedeutung sind:

Ist sehr selbständig, will sich möglichst selber besorgen.
Kennt seine Krankheit und die Gefahren und Stressfaktoren.
Hatte Vertrauen zu seiner ersten Bezugsperson, Sr. U. auf Station C.
Seine Frau und sein Freund, Herr O., sind ihm eine grosse Hilfe.
Patient liebt seine Arbeit; erwartet, wieder gesund und arbeitsfähig zu werden.

Abbildung 44 Legende: Seite 211.

Pflegeplanung

Name B. A.	Grad der Pflegebedürftigkeit	Selbständig	Teilweise hilfsbedürftig	Vollständig hilfsbedürftig	Kontrolle	Häufigkeit	Limiten >	Limiten <
Alter	Mobilisation		x Bettruhe		x Gewicht	täglich 1x	52	60
36 Jahre	Körperpflege		x Lavabo m. Hilfe		x Diurese	täglich		
Konfession	Ankleiden				x BD	täglich 1x		
	Nahrungsaufnahme	x Kolitisdiät			Respiration			
	Ausscheidung		x Nachtstuhl		x Puls			
Angehörige (Tel.-Nr.)					x Temperatur			
					x Stuhl	jede Entleerung auf Blut		
	Prophylaxen	x Analgegend						

Datum	Probleme und Ressourcen des Patienten	Stopp	Datum	Pflegeziele	Stopp	Datum	Pflegeplan	Stopp
15.3.	Ernährung Inappetenz. Erträgt nur kleine Mengen seiner Kolitisdiät. Ungenügende Aufbaustoffe, Gewichtsverlust 8 kg in zehn Tagen. Normalgewicht 60 kg. Jetzt 52 kg. Flüssigkeitshaushalt gestört. Durst.		15.3.	Ernährung Erträgt seine Diät. Gewichtszunahme bis auf 60 kg. Kein Durst. Ausgeglichene Flüssigkeitsbilanz.		15.3.	Ernährung Kolitisdiät in kleinen Portionen stündlich anbieten. Tägliche Gewichtskontrolle. Infusionen nach Verordnung. Trinken von mindestens 1000 ml pro 24 Stunden.	
15.3.	Ausscheidung Durchfälle wässrig-blutig, 18-20 Entleerungen pro 24 Stunden. Heftige kolikartige Bauchschmerzen bei jeder Entleerung.		15.3.	Ausscheidung Fernziel: Schmerzloser normaler Stuhlgang. Nahziel: Weniger Entleerungen pro Tag, weniger Schmerzen. Beruhigung der Peristaltik.		15.3.	Ausscheidung Medikamente nach Verordnung. Nachtstuhl am Bett. Nach jeder Entleerung Kontrolle auf Menge und Blut = Meldung an Arzt. Schmerzmittel nach Verordnung.	
15.3.	Körperpflege Gerötete und gereizte Haut, Analgegend. Grosse Schwäche, Schweissausbrüche. Möchte sich aber möglichst selbständig am Lavabo waschen.		15.3.	Körperpflege Intakte Haut. Selbständige Körperpflege ohne Erschöpfung.		15.3.	Körperpflege Nach jedem Stuhlgang Reinigung der Analgegend mit Kamillosan® Lösung. Hautpflege mit Hametumsalbe. Selbständigkeit möglichst lassen, aber gute Ueberwachung.	
15.3.	Ruhe, Schlaf Grosse Müdigkeit, Erschöpfung. Unterbrochener Schlaf wegen Durchfalls und Bauchschmerzen.		15.3.	Ruhe, Schlaf Fernziel: Guter Schlaf. Nahziel: Möglichst lange Ruhezeiten.		15.3.	Ruhe, Schlaf Schlaf- und Beruhigungsmittel nach Verordnung. Nicht stören, wenn Patient schläft.	
15.3.	Selbstsicherheit, Stimmung Angst, Beunruhigung über Prognose. Er kennt seine Krankheit und die Gefahren. Misstrauen, man verheimliche ihm Befunde.		15.3.	Selbstsicherheit, Stimmung Patient ist informiert über seine Behandlung. Hat Vertrauen zu Arzt und Pflegepersonal.		15.3.	Selbstsicherheit, Stimmung Genaue Absprache zwischen Arzt und Pflegepersonal zwecks gemeinsamen Vorgehens in bezug auf Information des Patienten.	
15.3.	Beziehungen zu Pflegepersonal Fehlende Bezugsperson wegen Verlegung. Braucht lange, bis er zu einer Person Vertrauen hat. Hatte Vertrauen zu Sr. U. auf Station C. Will sich nicht von Pfleger pflegen lassen.		15.3.	Beziehungen zu Pflegepersonal Patient hat eine Bezugsperson im Pflegeteam.		15.3.	Beziehungen zu Pflegepersonal Sr. U. von Station C soll ihn besuchen. Im Team soll ihn vorwiegend Sr. A. pflegen.	
15.3.	Beziehungen nach aussen Schwierigkeiten mit Verwandtschaft. Eine grosse Hilfe sind ihm seine Frau und sein Freund, Herr O.		15.3.	Beziehungen nach aussen Keine Belastungen von aussen.		15.3.	Beziehungen nach aussen Auf Wunsch von Patient keine Telephonanrufe aus Deutschland durchlassen. Pforte ist	

Abbildung 45 Legende: Seite 211.

Pflegeplanung

Datum	Probleme und Ressourcen des Patienten	Stopp	Datum	Pflegeziele	Stopp	Datum	Pflegeplan	Stopp
							informiert! Keine Besuche ausser Gattin und Herrn O.	
15.3.	<u>Beruf</u> Sorgen wegen Geschäft. Viele Stressfaktoren: Auslandreisen, unregelmässige Essenszeiten, Essen im Restaurant, Geschäftsessen usw. Patient weiss, dass seine Gesundheit dadurch gefährdet ist. Patient liebt seine Arbeit. Erwartet, dass er wieder gesund wird und Beruf weiter ausüben kann.		15.3.	<u>Beruf</u> Patient kann darüber reden. <u>Fernziel</u>: Findet eine seiner Gesundheit entsprechende Lebensweise. Ist bereit, entsprechende Entscheide zu treffen.		15.3.	<u>Beruf</u> Gespräche mit Arzt vermitteln. Zeit haben, wenn Patient reden will. Ehefrau und Freund miteinbeziehen. Sie kommen täglich von 14 bis 16 Uhr oder abends 19 bis 20 Uhr. Gemeinsames Problemlösen mit Arzt, Pflegeteam, Ehefrau, Freund.	

Blatt-Nr.: 2 **Name:** B. **Vorname:** A. **Konfession:** – **Geburts-Datum:**

Abbildung 45a Legende: Seite 211.

Pflegeplanung

Datum	Pflegebericht	Initiale	Datum	Pflegebericht	Initiale
16.3.	<u>Ausscheidung</u> 12 Entleerungen pro 24 Stunden. Weniger Blutverlust. <u>Beziehungen</u> Beginnt Vertrauen zu haben zu Sr. A. Sr. U. war heute bei ihm. Arzt hat lange in aller Ruhe mit ihm und seiner Frau geredet. <u>Stimmung</u>: Ruhiger.				

Abbildung 46 Legende: Seite 211.

4.23	Fall 4: Kind mit Tibiafraktur
Personalien	Name: F. Vorname: Valentino Alter: 12 Jahre 7 Monate Schule: 1. Sekundarklasse Konfession: römisch-katholisch Wohnort: M. Nationalität: Schweizer
Versicherung	Unfallversicherung übernimmt die Kosten.
Unfallgeschehen und Behandlung	Valentino verunglückte am 12.2.19.. beim Skifahren und wurde notfallmässig ins Spital eingeliefert. Noch am gleichen Tag bekam er eine Extension mit 3 kg Zug. Der Arzt hat kalziumarme Kost verordnet.
Diagnose	Tibiafraktur rechts.
Familiensituation	Valentino ist das ältere von zwei Kindern. Er hat eine fünfjährige Schwester, Angela. Die Eltern sind Deutschschweizer. Sein Vater ist Maurer und arbeitet in der Firma X. Die Mutter ist Hausfrau. Sie wohnen in M. (Tessin), 15 km vom Spital entfernt, und haben kein Auto.

Pflegeplanung

	Ermittlung von Gewohnheiten
Sprache	In der Schule Italienisch, mit den Eltern Schweizerdeutsch, nennt Mutter Müeti, Vater Aetti, Schwester Angela.
Essen, Trinken	Hat Käse, Eier, Milch besonders gern, verabscheut Kutteln.
Ausscheidung	Keine Besonderheiten.
Körperpflege	Wäscht morgens Gesicht und Hände, duscht sich abends, putzt Zähne morgens und abends.
Schlaf	Geht um 21 Uhr zu Bett, spricht in Gegenwart der Mutter ein Gebet, steht morgens um 7 Uhr auf, sonntags um 8 Uhr.
Beschäftigung	Im Winter Skifahren, im Sommer Fussball spielen, bastelt mit Holz.
Schule	1. Sekundarklasse, mag Lehrer und Klassenkameraden, ausser zwei "Grossangebern".
Kenntnisse über seine Krankheit	Bein gebrochen.
Frühere Spitalerfahrung	Keine. Besuchte zweimal die Grossmutter im Spital, hatte dabei ein "komisches" Gefühl.
Allergien	Nicht bekannt.
Verschiedenes	Brillenträger. Zahnkorrektur, nachts Zahnspange.

Abbildung 47 Legende: Seite 212.

Checkliste zur Informationssammlung

Bereiche, in welchen Probleme und daraus Pflegebedürfnisse entstehen können
(Zutreffendes ankreuzen und unterstreichen)

☐ Atmung	
☐ Ausscheidung	Stuhl, Urin, Schweiss, Erbrechen usw.
☐ Bekleidung	Wahl, Anziehen, Ausziehen
☐ Ernährung	Essen, Trinken
☐ Körperpflege	Haut, Haare, Mund, Nase, Augen, Ohren, Nägel, Intimbereich
☒ Mobilität	im Bett, im Raum, im Freien
☐ Ruhe, Schlaf	
☐ Sexualität	
☐ Wärme-, Kältegefühl	
☐ Selbstwertgefühl	Selbstbewusstsein, Selbstvertrauen, Selbstwertschätzung
☐ Stimmung	Gefühle, zum Beispiel Angst, Trauer, Enttäuschung
☐ Verantwortungsfähigkeit	Selbstdisziplin, Entscheidungsfähigkeit
☒ Lernen	Lernwille, Lernfähigkeit
☐ Sinnvolle Zeitanwendung	Beschäftigung, Unterhaltung
☐ Kommunikation:	
Empfang von Sinneseindrücken	Hören, Sehen, Riechen, Tasten, Schmecken
Senden von Informationen	Sprechen, Schreiben, averbale Zeichen
☐ Beziehungen	zu Familie, Freunden, Mitpatienten, Betreuern
☐ Rolle in der Gesellschaft	als Familienmitglied, Berufsangehöriger, Staatsbürger
☐ Kultur	Sitten, Bräuche, Sprache
☒ Religion	Ueberzeugungen, Werte, Vorschriften
☐ Umweltbedingungen, Wohnverhältnisse	
☐ Finanzielle Sicherheit	
☐ Andere:	
☐	
☐	

Abbildung 48 Legende: Seite 212.

Pflegeplanung

Erfassung der Probleme und Ressourcen des Patienten, die für die Pflege von Bedeutung sind

Probleme des Patienten, die sich auf Grund der Informationssammlung ergeben:

Mobilisation	*Frakturstelle ist gefährdet, weil Valentino ein lebhaftes Kind ist und sich unkontrolliert bewegt. Längere Schulabsenz 1. Sekundarklasse.*
Religion	*Valentino spricht jeden Abend in Gegenwart der Mutter ein Gebet. Mutter befürchtet, dass er diese Gewohnheit im Spital verliert.*

Ressourcen (Fähigkeiten und Möglichkeiten) des Patienten und seiner Angehörigen, die für die Lösung obiger Probleme von Bedeutung sind:

Gute Auffassungsgabe, lernwillig.
Vertrauensvolle Beziehung zu Eltern.

Abbildung 49 Legende: Seite 212.

Pflegeplanung

Name F. V.	Grad der Pflegebedürftigkeit	Selbständig	Teilweise hilfsbedürftig	Vollständig hilfsbedürftig	Kontrolle	Häufigkeit	Limiten >	Limiten <
Alter	Mobilisation		x Bettruhe		Gewicht			
12 Jahre 7 Monate	Körperpflege	x morgens	x Rücken, Gesäss,		Diurese			
Konfession	Ankleiden		Beine abends		x BD	1x wöch. Mo		
röm.-kath.	Nahrungsaufnahme	x Problem 15.2.			Respiration			
	Ausscheidung		x Stuhlgang,		x Puls	1x abends		
Angehörige (Tel.-Nr.)	Besonderes	x Brillenträger,	"Schiffli"		x Temperatur	1x abends		
Eltern: 11 22 33		Zahnspange			x Trinkmenge	täglich 1,5l		
		nachts						
Schule: 1. Sekundarklasse	Prophylaxen Dekubitus		x Rücken, Gesäss 2x täglich					

Datum	**Probleme und Ressourcen** des Patienten	Stopp	Datum	**Pflegeziele**	Stopp	Datum	**Pflegeplan**	Stopp
12.2.	Extension Rechtes Bein, 3 kg Gewicht. Frakturstelle ist gefährdet, weil Valentino sich noch unkontrolliert bewegt.	15.2.	12.2.	Extension rechtes Bein - Zusammenwachsen der Knochenteile ohne Verschiebung. - Oberkörper und linkes Bein bewegen ohne Gefährdung der Frakturstelle.	15.2.	12.2.	Extension Rechtes Bein, 3 kg Gewicht. - Bewegungen üben mit Oberkörper und linkem Bein. Loben. - Unnötige Manipulation an der Extension vermeiden. - Gewicht freihängend, nie anstossen. - Nach allfälligem Fehlverhalten Röntgenkontrolle sofort.	15.2.
12.2.	Abendgebet Ist gewohnt, in Gegenwart der Mutter ein Abendgebet zu sprechen. Mutter befürchtet, dass er diese Gewohnheit im Spital verliert.		12.2.	Abendgebet In aller Selbstverständlichkeit an Gewohnheit festhalten.		12.2.	Abendgebet Mit Mutter und Valentino abgemacht, dass Mutter jeden Abend um 8 Uhr anläutet. Telephon um 19.45 einstecken. Zentrale ist informiert.	
15.2.	Ernährung Anpassung an Ca-arme Kost fällt V. nicht leicht, da er zu Hause viel Milch trinkt. Tendenz zu Konstipation.		15.2.	Ernährung - Keine Nierenkomplikation. - Regelmässiger Stuhlgang. - Selbständiges Aufschreiben und Einhalten der Minimal-Trinkmenge.	18.2.	15.2.	Ernährung Trotz Ca-armer Kost Montag und Donnerstag 1 Tasse Milch zum Frühstück. Viel Fruchtsäfte. Ueberwachung der von V. geführten Trinkmengenkontrolle.	
16.2.	Heimweh nach seiner Schwester Angela (5 Jahre).		16.2.	Heimweh Kontakt mit Schwester pflegen.		16.2.	Heimweh Mit Eltern besprochen: - Vater besucht zweimal wöchentlich abends. - Mutter und Schwester besuchen zweimal wöchentlich nachmittags. Sonntag ganze Familie. - Seine Schwester gibt dem Vater jeweils eine Zeichnung mit, Valentino schreibt ihr einen Brief.	
17.2.	Schule Angst, in der Sek nicht mitzukommen, die Schulaufgaben nicht lösen zu können.		17.2.	Schule - Kontakt mit Lehrer und Schülern nicht verlieren. - Sicherheit, dass er mit den Schulaufgaben nicht allein gelassen wird.		17.2.	Schule (abgemacht) - Lehrer schickt Aufgaben selbst. - Samstag nachmittag besuchen ihn ein oder zwei Schulkameraden regelmässig. - 10-12 Uhr strikte Lernzeit mit 15 Minuten Pause. Wenn nötig beraten.	

Abbildung 50 Legende: Seite 212.

Pflegeplanung

Datum	Pflegebericht	Initiale	Datum	Pflegebericht	Initiale
12.2.	<u>Skiunfall</u> Notfallmässige Einlieferung 15 Uhr. Tibiafraktur rechts. Bekam Extension mit 3 kg Zug. <u>Schmerzen</u> Wir haben mit ihm abgemacht, dass er läutet, wenn er starke Schmerzen hat. <u>Eltern</u> Wohnen in M., 15 km entfernt. Haben kein Auto. Mutter war von 15 bis 18 Uhr hier. <u>Schule</u> Mutter setzt sich mit Lehrer in Verbindung. <u>Mobilisation</u> im Bett Valentino ist ein lebhafter Knabe, der fast nicht ruhig liegen kann, auch wenn er keine Schmerzen hat. Er jammert über das Ruhigliegen und Angebundensein. Rutscht mit dem Oberkörper herum, auch das linke Bein bewegt er hin und her, beugt und streckt es. Ich habe ihm die Gefahren von falschen Bewegungen erklärt. Er sagte, er wisse nicht, ob er immer dran denke.				
15.2.	<u>Ernährung</u> V. hat gestern nur 1000 ml pro 24 Stunden getrunken. Im Gespräch kam heraus, dass er zu Hause hauptsächlich Milch trinke, auch wenn er Durst habe, lösche er ihn mit Milch.				
15.2.	<u>Extension</u> V. versteht Zweck der Extension, auch den ganzen Mechanismus, und findet alles interessant. Er kann den Oberkörper und das linke Bein bewegen ohne Gefährdung der Frakturstelle.				
16.2.	<u>Heimweh</u> Spricht täglich von seiner Schwester Angela (5 Jahre). Sagte heute mit traurigem Blick und weinerlicher Stimme, dass sie ihn wohl kaum mehr kenne, wenn er heimkomme. Sie nur am Sonntag zu sehen sei wie nichts.				
17.2.	<u>Schule</u> Wollte heute nicht essen und nicht trinken mit der Begründung, er habe Bauchschmerzen. Im Gespräch stellte sich heraus, dass er Bauchweh habe wegen der Rechen- und Französischaufgaben, welche die Mutter heute brachte. Auch habe er Angst, wenn er wieder in die Schule gehen könne, der "Dümmste" zu sein. Nach etwas Nachhilfe war das Bauchweh weg.				
18.2.	<u>Ernährung</u> Valentino hat fehlerfrei gestern und heute die Trinkmengen aufgeschrieben und zusammengezählt. Er hat seine Zuverlässigkeit selbst gelobt.				

Abbildung 51 Legende: Seite 212.

4.24

Fall 5: Kranker Säugling und seine Mutter

Personalien

Name: C.
Vorname: Roberto
Alter: 5 Monate
Konfession: römisch-katholisch
Wohnort der Eltern: F.
Nationalität: Spanier

Versicherung

Krankenkasse

Diagnose

Durchfälle unklarer Genese: Fehlernährung, Infekt, Zöliakie? Minusdystrophie. Vorläufig Abklärung der Ursachen und Beobachtung

Familiensituation

Die Eltern sind Spanier und arbeiten seit mehreren Jahren in der Schweiz. Der Vater ist Schichtarbeiter bei der Firma X. Die Mutter arbeitet seit ihrer Verheiratung nicht mehr auswärts. Roberto ist ihr erstes Kind.

Informationen aus Beobachtungen und aus Kontakt mit der Mutter

Der Säugling schreit viel. Er hat einen Entwicklungsrückstand in Grösse und Gewicht. Beim Wickeln befinden sich in den Windeln jedesmal grosse Mengen dünnen Stuhls. Das Gesäss ist gerötet. Wenn die Mutter kommt, zeigt Roberto Freude, zappelt lebhaft.

Die Mutter wendet sich dem Kinde liebevoll zu, ist sehr interessiert und besorgt, möchte in der Pflege mithelfen. Sie ist gepflegt und sauber. Sie spricht nur Spanisch, versteht ein wenig Deutsch. Sie erklärt einer Schwester, die einige Wörter Spanisch versteht, dass das Kind schon lange Durchfall habe, dass sie verschiedene Nahrungsmittel ausprobiert habe, dass es aber immer schlimmer geworden sei.

Checkliste zur Informationssammlung

Bereiche, in welchen Probleme und daraus Pflegebedürfnisse entstehen können
(Zutreffendes ankreuzen und unterstreichen)

Mutter	Kind	Bereich	
	☐	Atmung	
	☐	Ausscheidung	Stuhl, Urin, Schweiss, Erbrechen usw.
	☐	Bekleidung	Wahl, Anziehen, Ausziehen
☒	☒	Ernährung	Essen, Trinken
	☒	Körperpflege	Haut, Haare, Mund, Nase, Augen, Ohren, Nägel, Intimbereich
	☐	Mobilität	im Bett, im Raum, im Freien
	☐	Ruhe, Schlaf	
	☐	Sexualität	
	☐	Wärme-, Kältegefühl	
	☐	Selbstwertgefühl	Selbstbewusstsein, Selbstvertrauen, Selbstwertschätzung
	☒	Stimmung	Gefühle, zum Beispiel Angst, Trauer, Enttäuschung
	☐	Verantwortungsfähigkeit	Selbstdisziplin, Entscheidungsfähigkeit
	☐	Lernen	Lernwille, Lernfähigkeit
	☐	Sinnvolle Zeitanwendung	Beschäftigung, Unterhaltung
☒	☐	Kommunikation:	
		Empfang von Sinneseindrücken	Hören, Sehen, Riechen, Tasten, Schmecken
		Senden von Informationen	Sprechen, Schreiben, averbale Zeichen
	☒	Beziehungen	zu Familie, Freunden, Mitpatienten, Betreuern
	☐	Rolle in der Gesellschaft	als Familienmitglied, Berufsangehöriger, Staatsbürger
☒	☐	Kultur	Sitten, Bräuche, Sprache
	☐	Religion	Ueberzeugungen, Werte, Vorschriften
	☐	Umweltbedingungen, Wohnverhältnisse	
	☐	Finanzielle Sicherheit	
	☐	Andere:	
	☒	*Entwicklungsstand*	
	☐		

Erfassung der Probleme und Ressourcen des Patienten, die für die Pflege von Bedeutung sind

Probleme des Patienten, die sich auf Grund der Informationssammlung ergeben:

Probleme des Kindes

Ernährung	*Fragliche Fehlernährung.*
Ausscheidung	*Durchfälle, bei jedem Wickeln viel dünner Stuhl in den Windeln.*
Haut	*Gerötetes Gesäss.*
Stimmung	*Ist unglücklich, schreit viel.*
Beziehungen zu Eltern	*Trennung von Mutter und Vater.*
Entwicklung	*Vorhandener Entwicklungsrückstand in Grösse und Gewicht. Gefährdung der Entwicklung durch Hospitalisation.*

Probleme der Mutter

Ernährung	*Kennt die angepasste Ernährung für das Kind nicht. Hat vielerlei Arten von Nahrung ausprobiert. Erkannte Ernst der Lage zu spät.*
Kommunikation, Sprache	*Verständigungsschwierigkeiten mit Pflegepersonal. Spricht nur Spanisch, versteht nur einige Wörter Deutsch.*

Ressourcen (Fähigkeiten und Möglichkeiten) des Patienten und seiner Angehörigen, die für die Lösung obiger Probleme von Bedeutung sind:

Kind

Beziehungen zur Mutter gut; zeigt Freude, wenn sie da ist, zappelt lebhaft.

Mutter

Sie will das Kind täglich besuchen. Hat Zeit dafür. Will sich an Pflege beteiligen. Sehr liebevoll zum Kind. Sehr besorgt und interessiert. Sehr sauber und gepflegt.

Abbildung 53 — Legende: Seite 212.

Pflegeplanung

Name C. R.	Grad der Pflegebedürftigkeit	Selbständig	Teilweise hilfsbedürftig	Vollständig hilfsbedürftig	Kontrolle Häufigkeit	Limiten >	Limiten <
Alter	Mobilisation				x Gewicht täglich		
5 Monate	Körperpflege			x Baden (Mutter)	Diurese		
Konfession	Ankleiden				BD		
röm.-kath.	Nahrungsaufnahme			x Problem	x Respiration 2x		
	Ausscheidung			x Problem	x Puls 2x		
Angehörige (Tel.-Nr.)					x Temperatur 2x		
					x Stuhl täglich		
Eltern: A. und E.C.							
	Prophylaxen						
	Hautpflege (Gesäss)			x Problem			

Datum	Probleme und Ressourcen des Patienten	Stopp	Datum	Pflegeziele	Stopp	Datum	Pflegeplan	Stopp
15.9.	Ausscheidung Häufige Durchfälle. Ernährung Fragliche Fehlernährung. Entwicklungsrückstand In Grösse und Gewicht.			Teilziel: Ursachen der Durchfälle kennen in Zusammenhang mit Nahrung. Fernziel: Roberto ist genügend ernährt, hat keine Durchfälle mehr. Entwicklung Kann die Minusdystrophie aufholen (siehe Ernährung).		15.9.	Ausscheidung und Ernährung Herausfinden, wie die Mutter das Kind ernährt hat. Ernährungsfehler? Hygienefehler? Die Mutter soll die Säuglingsnahrung, eventuelle Zusätze und die Schoppenflasche, die sie gebraucht hat, mitbringen. Schoppen: Nidina® 14% 6x Bananenmüesli 1x	16.9. 16.9.
	Beziehung Mutter-Kind (und Vater) Kind schreit viel. Trennung von Mutter ist Gefahr für seine Entwicklung.			Beziehung Mutter-Kind (und Vater) Roberto hat so viel Kontakt mit seiner Mutter und seinem Vater wie möglich. Die Mutter behält weiterhin die Verantwortung für Roberto.			Beziehung Mutter-Kind (und Vater) Mutter kommt regelmässig von 9-11.30 und übernimmt die in dieser Zeit anfallende Pflege. Vater kommt, wann es ihm möglich ist, je nach Schicht.	
16.9.	Haut Wunde Stellen am Gesäss.			Haut Intakte Haut.		16.9.	Haut Windeln häufig wechseln. Jedesmal Haut mit Bepanthen und Vita-Merfen behandeln.	
16.9.	Ernährung Mutter kennt die Prinzipien der Säuglingsernährung nicht.			Ernährung Fernziel: Die Mutter kann das Kind angepasst ernähren.		16.9.	Ernährung Mutter soll das Kind ernähren. Wir beobachten, wie sie es gewohnt ist, mit dem Kind umzugehen. Wissensstand und Fähigkeit der Mutter erfassen über Wahl der Nahrung, Zubereitung, Hygiene, Menge, Vorgehen beim Verabreichen.	
17.9.	Die Art der Ernährung ist unbefriedigend für Roberto und die Mutter.			Teilziel: Die Mutter verabreicht Roberto die Nahrung so, dass er dabei zufrieden ist.		17.9.	Mutter jeden Tag das Schöppeln zeigen, sie selber machen lassen, dabeibleiben und Hilfe anbieten, bis sie sich sicher fühlt.	

Abbildung 54 Legende: Seite 212.

Pflegeplanung

Datum	Pflegebericht	Initiale	Datum	Pflegebericht	Initiale
15.9.	<u>Ernährung</u> Die Erklärungen der Mutter über die Ernährung zu Hause werden uns nicht klar.				
16.9.	<u>Ernährung</u> Die Mutter hat 12 verschiedene Arten von Säuglingsnahrung gebracht, mehrere davon sind Kinderbreie, für die Roberto noch zu jung ist. Die Mutter hatte sie alle zum Teil nacheinander, zum Teil hintereinander ausprobiert. Trinkverhalten: Roberto kommt zu Beginn der Mahlzeit mit dem Schoppennuggi nicht zurecht. Trinkt dann aber gierig. Hat noch nie erbrochen. <u>Ausscheidung</u> Bei jedem Wickeln viel dünner Stuhl, wie gestern. <u>Haut</u> Gesäss gerötet, sogar stellenweise wund. <u>Stimmung</u> Roberto ist sehr unglücklich, schreit oft.				
17.9.	<u>Ernährung</u> Die Mutter hat wie zu Hause Roberto eine Mahlzeit mit dem Löffel eingegeben. Roberto war dabei sehr nervös. Er mag jeweils kaum auf den nächsten Löffel warten und weint dazwischen immer. Die Mutter gibt ihm dann jeweils den Nuggi zur Beruhigung. Die Mutter geht mit Kind und Mahlzeit sauber um. Die Löffelmahlzeit ist für Roberto unbefriedigend. Er braucht noch den Schoppen.				
18.9.	<u>Ernährung</u> Die Mutter hat heute den Schoppen gegeben, sie fühlt sich noch unsicher dabei. Sie hatte früher Roberto lange gestillt und war dann allzufrüh auf Kinderbreie übergegangen. Roberto ist zufriedener, der Schoppen scheint ihm zu behagen. <u>Ausscheidung</u> Nur noch 3mal Stuhl gehabt. Immer noch dünn und stinkend. <u>Haut</u> Das Gesäss ist weniger rot. Keine wunden Stellen mehr.				

Abbildung 55 Legende: Seite 212.

4.25	Fall 6: Wöchnerin und ihr Neugeborenes
Personalien	Name: B. Vorname: M. Alter: 29 Jahre Konfession: protestantisch Beruf: Hausfrau; Ehemann: Kaufmann Wohnort: Z. Nationalität: Schweizerin
Versicherung	Krankenkasse
9.2.19..	Spontangeburt ohne Dammverletzung. Keine Komplikationen bei Mutter und Kind. Kind ♂, 3450 g, 49 cm lang, Name: Dominic.
Familiensituation	Verheiratet, Tochter Nicole drei Jahre, Sohn Reto zwei Jahre. Lebt in Hochhaus, 4-Zimmer-Wohnung.

Checkliste zur Informationssammlung

Bereiche, in welchen Probleme und daraus Pflegebedürfnisse entstehen können
(Zutreffendes ankreuzen und unterstreichen)

☐ Atmung	
☐ Ausscheidung	Stuhl, Urin, Schweiss, Erbrechen usw.
☐ Bekleidung	Wahl, Anziehen, Ausziehen
☐ Ernährung	Essen, Trinken
☐ Körperpflege	Haut, Haare, Mund, Nase, Augen, Ohren, Nägel, Intimbereich
☐ Mobilität	im Bett, im Raum, im Freien
☐ Ruhe, Schlaf	
☐ Sexualität	
☐ Wärme-, Kältegefühl	
☐ Selbstwertgefühl	Selbstbewusstsein, Selbstvertrauen, Selbstwertschätzung
☐ Stimmung	Gefühle, zum Beispiel Angst, Trauer, Enttäuschung
☐ Verantwortungsfähigkeit	Selbstdisziplin, Entscheidungsfähigkeit
☐ Lernen	Lernwille, Lernfähigkeit
☐ Sinnvolle Zeitanwendung	Beschäftigung, Unterhaltung
☐ Kommunikation:	
Empfang von Sinneseindrücken	Hören, Sehen, Riechen, Tasten, Schmecken
Senden von Informationen	Sprechen, Schreiben, averbale Zeichen
☐ Beziehungen	zu Familie, Freunden, Mitpatienten, Betreuern
☒ Rolle in der Gesellschaft	<u>als Familienmitglied</u>, Berufsangehöriger, Staatsbürger
☐ Kultur	Sitten, Bräuche, Sprache
☐ Religion	Ueberzeugungen, Werte, Vorschriften
☐ Umweltbedingungen, Wohnverhältnisse	
☐ Finanzielle Sicherheit	
☐ Andere:	
☒ *Stillen*	
☐	

Abbildung 56 Legende: Seite 212.

Erfassung der Probleme und Ressourcen des Patienten, die für die Pflege von Bedeutung sind

Probleme des Patienten, die sich auf Grund der Informationssammlung ergeben:

Stillen	*Flachwarzen.* *Hat keine Stillerfahrung.*
Rolle in der Familie	*Drei kleine Kinder, die nicht allein gelassen werden können.*

Ressourcen (Fähigkeiten und Möglichkeiten) des Patienten und seiner Angehörigen, die für die Lösung obiger Probleme von Bedeutung sind:

Bereitschaft zum Stillen.
Hilfsbereiter Ehemann.

Abbildung 57

Legende: Seite 212.

Pflegeplanung

Name B. M.	Grad der Pflegebedürftigkeit	Selbständig	Teilweise hilfsbedürftig	Vollständig hilfsbedürftig	Kontrolle	Häufigkeit	Limiten >	Limiten <
Alter	Mobilisation	x			Gewicht			
29 Jahre	Körperpflege	x			Diurese			
Konfession	Ankleiden	x			x BD	1x an geraden Tagen		
protestantisch	Nahrungsaufnahme	x			Respiration			
	Ausscheidung	x			x Puls	1x tägl. ab.		
Angehörige (Tel.-Nr.)	Stillen		x Problem		x Temperatur	1x tägl. ab.		
					x Lochien	täglich		
	Prophylaxen							

Datum	**Probleme und Ressourcen** des Patienten	Stopp	Datum	**Pflegeziele**	Stopp	Datum	**Pflegeplan**	Stopp
9.2.	Stillen - Flachwarzen. - Hat die ersten zwei Kinder nicht gestillt. - Kennt den Gebrauch von Saughütchen nicht. - Wünscht fixe Stillzeiten. - Hat für sich in bezug auf die Flüssigkeitszufuhr während der Stillperiode bei den andern Kindern keine Anpassung finden können.	15.2.	9.2.	Stillen - Kann Saughütchen zum Stillen handhaben und sauberhalten. - Kann anschliessend das Kind an die Brust legen. - Findet für sich das richtige Trinkverhalten, welches die Milchproduktion fördert, ihr aber kein Missbehagen verursacht.	15.2.	9.2.	Stillen, 5mal täglich, vierstündlich - Kind mit Hilfe von Saughütchen trinken lassen, solange Milch fliesst, ansonsten nach 5 Minuten an Brustwarze anlegen. - Saughütchen nach Gebrauch heiss spülen, verschlossen aufbewahren, einmal täglich Saughütchen und Behälter auskochen. - So lange für sie ausführen, bis sie in der Lage ist, es selber zu tun. - Trinkmodus mit seinen Auswirkungen täglich mit ihr besprechen, bis sie den richtigen gefunden hat.	12.2. 15.2. 15.2.
11.2.	Stillen Dominic trinkt und bewegt sich hastig, erbricht, wenn ins Bett gelegt.		11.2.	Stillen, Dominic - Ruhiges Verhalten beim Trinken. - Kein Erbrechen. - Gewichtszunahme.	17.2.	11.2.	Stillen - Dominic zwei- bis dreimal während des Stillens unterbrechen, ihn aufstossen lassen. - Trinkverhalten beobachten.	
12.2.	Stillen Verhalten wie oben. Gewichtsabnahme.		12.2.	Stillen Frau B. kann Nestargel® korrekt gebrauchen. - Wenn nötig, selbständig nachschöppeln.	15.2.	12.2.	Stillen, sechsmal täglich, dreistündlich - Nestargel® (Quellmittel) vor dem Stillen geben, siehe Gebrauchsanweisung. - Kind wägen: vor dem Stillen, nach dem Stillen, nach dem Erbrechen. - Wenn nötig, nachschöppeln nach jeder zweiten Mahlzeit. Nestargel® dem Schoppen beigeben. - Kopfende des Bettchens höherstellen. - Bettflasche Bauchseite.	
17.2.	Entlassung Hat Angst vor der grossen Aufgabe in Haus und Familie. Will allen gerecht werden.		17.2.	Entlassung Möglichkeiten kennen und ausnützen, welche die Ueberbelastung im Alltag reduzieren.		17.2.	Entlassung - Beratung zur selbständigen Kontaktaufnahme mit Säuglingsfürsorgerin, Hauspflege. - Gespräch mit Ehemann.	

Abbildung 58 Legende: Seite 212.

Pflegeplanung

Datum	Pflegebericht	Initiale	Datum	Pflegebericht	Initiale
9.2.	<u>Spontangeburt</u> 3. Para, 18.10 Uhr, ohne Dammverletzungen. Keine Komplikationen bei Mutter und Kind.				
9.2.	<u>Stillen</u> Flachwarzen. Frau B. sagte, dass sie wegen der Warzen die andern zwei Kinder nicht gestillt habe. Sie hätte es versucht, aber es sei für sie und das Kind zu mühsam gewesen. Das viele Teetrinken hatte sie aufgebläht, und nachts hätte sie immer aufstehen müssen zum Wasserlösen. Sie kennt den Gebrauch von Saughütchen nicht. Sie sagt, sie würde gerne voll oder auch halb stillen, wenn es keine Plage werde oder Mehrarbeit verursache. Für sie kämen nur fixe Stillzeiten in Frage, da sie wegen der zwei andern Kinder (zwei- und dreijährig) den Tag straff und genau einteilen müsse.				
10.2.	<u>Trinkmodus von Frau B.</u> Wir haben ihn mit Frau B. besprochen. Sie will die Trinkmenge täglich aufschreiben. Sie versucht, sich vorerst an ihre Gewohnheiten zu halten, und nur wenn sie Durst hat, will sie mehr trinken. Was das Kind an Muttermilch trinkt, will sie selbstverständlich zusätzlich trinken.				
11.2.	<u>Stillen</u> Frau B. kann gut mit Saughütchen umgehen. Erst bei der 3., 4. und 5. Mahlzeit muss Frau B. Dominic an die Brust legen. Hier braucht sie noch Hilfe. Sorge bereitet Dominic. Er trinkt sehr hastig, unterbricht das Saugen. Macht hastige Bewegungen mit Kopf und ganzem Körper. Erbricht jedesmal, nachdem er ins Bett gelegt wird.				
12.2.	<u>Stillen</u> Milchmenge pro Stillmahlzeit der Norm entsprechend. Trinkverhalten und Erbrechen unverändert. Gewichtsabnahme siehe Gewichtskurve.				
15.2.	<u>Stillen</u> Dominic trinkt erste Mahlzeit hastig, erbricht nachher wenig. Folgende Mahlzeiten ohne Probleme. Gewichtszunahme siehe Kurve. Frau B. ist kompetent im Stillen und kann ihr Handeln dem Verhalten und Reagieren von Dominic anpassen.				
17.2.	<u>Stillen</u> Seitens Mutter und Kind problemlos.				
17.2.	<u>Entlassung</u> Aeusserte Bedenken, ob sie wohl der grossen Aufgabe in Haus und Familie gewachsen sei. Sie wolle weder das Neugeborene noch die zwei andern Kinder, weder den Ehemann noch den Haushalt vernachlässigen. Sie möchte sich allen, auch sich selbst gegenüber gerecht verhalten.				
18.2.	<u>Entlassung</u> Auf 19.2. vorgesehen. Frau B. hat Säuglingsfürsorgerin informiert. Sie wird sie am 20.2. besuchen. Frau B. erhält Hauspflegerin für vier Wochen von 8-12 Uhr, ausgenommen sonntags. Wir haben mit Ehemann über die Stillprobleme und über die steigenden Anforderungen gesprochen. Er will sich vermehrt zu Hause engagieren, bis seine Frau den "Rank" gefunden hat.				

Abbildung 59 Legende: Seite 212.

Pflegeplanung

Diagnose / Nebenbefund / Operation / Geburt	...ankheit ...nfall Wochenbett	Zeit / Code	Abt. od. Klinik	...ritt	Fallnummer	Klasse	Geb.-Dat. / Geschl.
II. HL rechts spontan			Wo. B.	9.2.19..		III	
	AHV-Nr. 70 - 1 - 2		Station / Zimmer A 2	Austritt	B. M.		

Datum	AZ	Untersuchungen	Stop Dat.	AZ
16.2.		Gynäkologische Untersuchung	18.2.	

		9.2.	10.	11.	12.	13.	14.	15.	16.	17.	18.				
Datum		9.2.	10.	11.	12.	13.	14.	15.	16.	17.	18.				
Spital/postop. Tag			1.	2.	3.	4.	5.	6.	7.	8.	9.				

P: 140, 120, 100, 80, 60, 40 — T: 40, 39, 38, 37, 36, 35

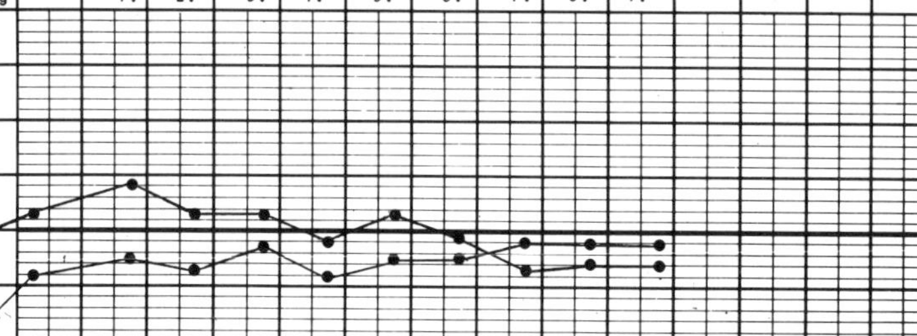

		9.2.	10.	11.	12.	13.	14.	15.	16.	17.	18.				
Grösse / Gewicht		164cm	71.5kg												
Bauchumfang		90cm					85cm				83cm				
Hkt															
Hb															
Leukozyten															
Blutsenkung															
Quick															
Urin															
Sputum / Erbrechen															
Stuhl				/	/	/		/	/	/	/				
Menses															
Verband															
Blutdruck		130/90	120/80	120/80	110/75	115/80	120/80		120/80		115/80				
Zufuhr	enteral														
	parenteral														
	total														
Ausfuhr	Urin														
	total														
Bilanz															
Kost		B	B	B	A	A	A	A	A	A	A				

	Datum	AZ		Stop Dat.	AZ	Mo	Mi	Ab	×
			Medikamente enteral						
1									
2									
3									
4									
5									
6									
7									
8									
9									
10									
11									
12			Medikamente parenteral						
13									
14									
15									
16									
17									
18									
19									
20									
21									
22			Schlaf-, Schmerz- und Reservemittel						
23									
24									
25									
26									
27									
28									
29									
30									
31			Therapien						
32									
33									
34									

Blutgruppe: 0 pos.	Blut bestellt / Testblut	Konfession: protestantisch	Gravida: / Para: III	Hausarzt: Dr. Xy.

Abbildung 60 Legende: Seite 213.

Pflegeplanung

Kinderkurve

Geburtshilfliche Diagnose	Krankheit / Unfall / Wochenbett	Zeit / Code	Abt. od. Klinik	Eintritt	Fallnummer	Klasse	Geb.-Dat. / Geschl.
II. HL rechts spontan		21.00	Wo.	9.2.19..			9.2.19.. ♂
	AHV-Nr.		Station / Zimmer: S 1	Austritt	B. Dominic		
Kindliche Diagnose: -	Geschlecht: ♂		Bemerkungen				

Jahrgang Mutter	19..	Geb.-Datum	9.2.19..	Bl-Gr Mutter	0 pos.	Guthrie	13.2.19..	Geburtsgewicht	3450
Para	III	Geb.-Zeit	18.10	AK		Augen-Prophylaxe	9.2.19..	Länge	49 cm
SSW	40	Konfession Kind	prot.	Bl-Gr Kind	B pos.	Vit K-Prophylaxe	9.2.19..	pH / Ns / A / V	7,28
				Coombs	neg.	Tb-Prophylaxe	18.2.19..	Apcar Score	7/9/10

Datum	9.2.	10.	11.	12.	13.	14.	15.	16.	17.	18.				
Tag		1.	2.	3.	4.	5.	6.	7.	8.	9.				

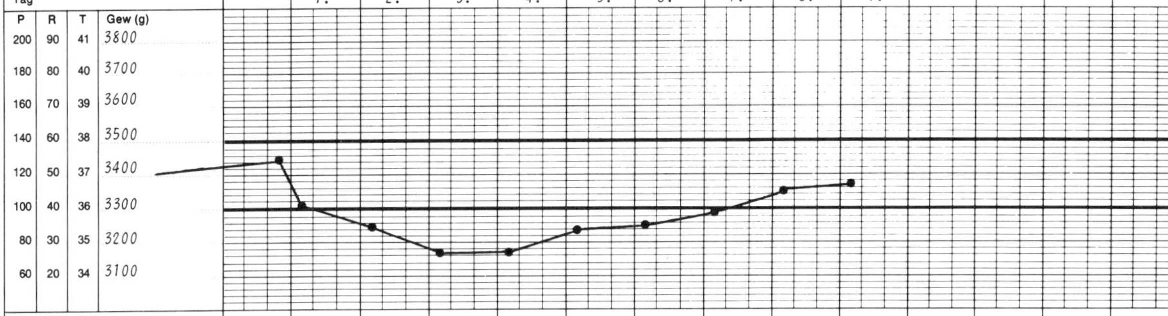

Nahrung Total																												
Mahlzeiten	B.	Fl.	B.	Fl.	B.	Fl.	B.	Fl.	B.	Fl.	B.	Fl.	B.	Fl.	B.	Fl.	B.	Fl.	B.	Fl.	B.	Fl.	B.	Fl.	B.	Fl.	B.	Fl.
1. Mahlzeit			10		20		30		50		60		60		70		80		80									
2. Mahlzeit			10		20		30		50		60		60		70		80		90									
3. Mahlzeit			10		20		30		40		40		55		60		70											
4. Mahlzeit			10		30		20		40		40		50		60		70											
5. Mahlzeit			20		30		40		40		50		60		70		65											
6. Mahlzeit							30		40		50		60		65		70											
7. Mahlzeit																												
8. Mahlzeit																												
abgepumpte Milch / Zeit	r.	l.	r.	l.	r.	l.	r.	l.	r.	l.	r.	l.	r.	l.	r.	l.	r.	l.	r.	l.	r.	l.	r.	l.	r.	l.	r.	l.
Total abgepumpt																												

	9.2.	10.	11.	12.	13.	14.	15.	16.	17.	18.				
Infusionen														
Total Infusionen														
Erbrechen		++++	+++++	++++	+++	++	++	+	+					
Stuhl		M	M	//	//	/	/	//	/					
Urin														
Untersuchungen														
Bilirubin														
Dextrostix														
Therapie														
Nestargel® vor Stillen gemäss Gebrauchs-anweisung				2x	6x	6x	6x	6x	6x					

Datum	AZ	Untersuchungen / Therapie	Dat. Stop	AZ	Datum	AZ	Untersuchungen / Therapie	Stop Dat.	AZ	Datum		Untersuchungen / Therapie	Stop Dat.	AZ
10.2.		Hb, HK, Reti	11.2.											

Abbildung 61 Legende: Seite 213.

4.26 **Fall 7: Junger Suchtkranker (Alkoholismus)**

Personalien

Name: K.
Vorname: G.
Alter: 32 Jahre
Konfession: keine
Berufsausbildung: Handelsschulabschluss
Beruf: Gelegenheitsarbeiten aller Art, zurzeit ohne festen Wohnsitz
Nationalität: Schweizer

Versicherung

Kranken- und Unfallversicherung allgemein. Beiträge sind bis und mit dem laufenden Monat einbezahlt durch die Alkoholfürsorgestelle.

Familiensituation

Geschieden, keine Kinder; Eltern: momentan keine Beziehung; Geschwister keine; hat mit einer Freundin in einer Zweizimmerwohnung gelebt.

Der vom Hausarzt wegen chronischen Alkoholismus zu einer Entwöhnungsbehandlung angemeldete G.K. hatte zuvor die Aufnahme in einem Suchttherapiezentrum gewünscht, war jedoch wegen unklarer psychischer und somatischer Befunde abgewiesen worden. Hier in der Klinik sollte daher während der Entwöhnungsbehandlung eine psychiatrische Abklärung erfolgen.

Einweisungssituation

Herr K. kommt in Begleitung des Alkoholfürsorgers. Er wirkt nicht betrunken oder mit Medikamenten "verladen"; kein Tremor der Extremitäten. In der äusseren Erscheinung wirkt Herr K. gepflegt. Seinen Alkoholismus bagatellisiert er weitgehend; er wünscht bei uns eine Schlafkur zu absolvieren gegen seine innere und äussere Ruhelosigkeit, verbunden mit chronischer Schlaflosigkeit und häufigen Kopfschmerzen mit synkopalen Attacken. Weit ausholend und heftig gestikulierend, erzählt er seine Lebensgeschichte. Gestellten Fragen weicht er häufig aus, verliert sich in weitschweifige, sprunghaft wechselnde Gedankengänge. Sein Verhalten wirkt angetrieben, fordernd, seine Stimmung euphorisch-gleichgültig. Von den Schwierigkeiten der letzten Monate zeigt er sich wenig beeindruckt: Trennung von der Freundin, Verlust der Wohnung und des Arbeitsplatzes, Geldschwierigkeiten.

Vorläufige Diagnose

Chronischer Alkoholismus bei sozialer Verwahrlosung.

Weiterführende Anamnese

In mehreren diagnostischen Gesprächen an den folgenden Tagen erfahren wir vom Patienten folgendes:

Vorgeschichte und Beziehung zu den Eltern	Nach Frühgeburt leicht retardierte kindliche Entwicklung, kinderneurotische Symptome und nächtliche Angstzustände bis in die Schulzeit; mittelmässiger Schüler; zu Gleichaltrigen nur oberflächlicher Kontakt, häufig in Oppositionsrolle mit ausgesprochener Neigung zu Aggressivität. Von den Eltern wurde der Patient dauernd verwöhnt und bis vor wenigen Jahren mit Geld und Geschenken versorgt. Den Vater (ehemaliger höherer Angestellter) beschreibt Herr K. als kaltherzig, distanziert, ungefällig. Er raucht und trinkt nicht. Die Mutter erlebte Herr K. als warmherzig und gutmütig. Sie ist Alkoholikerin und starke Raucherin. Herr K. absolvierte dem Vater zuliebe eine Handelsschule. Danach zog er von daheim weg. Vor zwei Jahren wohnte Herr K. vorübergehend wieder bei seinen Eltern, nachdem er beruflich, finanziell und in einer Beziehung gescheitert war. Der Vater versuchte dem Sohn einen Neuanfang zu ermöglichen. Als dies misslungen sei, habe ihn der Vater abgeschrieben, erklärt Herr K. Er seinerseits hat jeden Kontakt mit den Eltern abgebrochen, und sie haben die finanzielle Unterstützung eingestellt.
Eigene Beziehungen	Herr K. hatte seit Eintritt in das Berufsleben ausgeprägte Kontakte zum Zuhältermilieu. Vor acht Jahren heiratete er nach sehr kurzer Bekanntschaft eine geschiedene Coiffeuse, Mutter einer fünfjährigen Tochter. Nach der Eheschliessung gab er seine Arbeit auf und lebte vom Verdienst seiner Frau und von Zuschüssen seiner Eltern. Die eheliche Beziehung war gekennzeichnet von beidseitigem ausgeprägtem Alkoholismus. Beide reagierten aufeinander mit starker Reizbarkeit, Aggressivität, Zerstörungswut und Tätlichkeiten. Gleichzeitig sehnten sich beide nach Harmonie und Häuslichkeit. Nach vier Jahren kam es zur Scheidung wegen ehelicher Zerrüttung. Herr K. hielt sich wieder vermehrt im Zuhältermilieu auf und fand dort immer wieder Frauen, die sich seiner annahmen. Seine letzte Freundin, ebenfalls eine starke Alkoholikerin, unterzog sich erfolgreich einer Entziehungskur und brach bei dieser Gelegenheit mit Herrn K. die Beziehung ab. Dies war für ihn der Anlass, selbst einen Alkoholfürsorger aufzusuchen, um etwas gegen seinen eigenen Alkoholismus zu unternehmen und sein Leben zu ändern.

Berufliche und finanzielle Entwicklung	Nach der Handelsschule arbeitete Herr K. einige Zeit als technischer Angestellter, war aber auf Zuschüsse von seinen Eltern angewiesen, da sein Verdienst für den aufwendigen Lebensstil, vor allem das Trinken, nicht ausreichte. Wegen Schwäche-, Angstzuständen und Herzbeschwerden war er dauernd in hausärztlicher Behandlung und häufig arbeitsunfähig. Während der fünf Ehejahre arbeitete er nur sporadisch, und in den letzten fünf Jahren hat er die verschiedensten Gelegenheitsarbeiten, vom Dachdecker bis zum Hilfskoch, verrichtet. Permanent steckte er in Schulden und geriet in Konflikte mit Zimmer- und Wohnungsvermietern oder Kollegen, bei denen er Geld geborgt hatte. Oefters kam es deswegen zu Schlägereien. Herr K. sagt dazu: "Wenn die dann zu frech wurden, ist es mir verleidet. Dann habe ich halt gearbeitet mit Volldampf und ihnen bezahlt, was sie wollten." Wegen eines Einbruchs wurde Herr K. zu drei Monaten bedingt verurteilt. Herr K. ist seit mehreren Monaten ohne Arbeit, die Wohnung ist ihm wegen Zahlungsrückstands und Ruhestörung gekündigt worden. Die finanziellen Verpflichtungen werden vom Alkoholfürsorger geregelt.
Vorläufige Suchtanamnese	Herr K. begann mit 16 Jahren Alkohol zu trinken, mit einer raschen Dosissteigerung in den folgenden Jahren. Er trank vor allem Wein und Bier, später zunehmende Mengen von Spirituosen. Gelegentlich übte er sich im Wetttrinken (sogenannten Power-Trinken) mit Wirtshauskollegen mit anschliessender Prüfung der Konzentrationsfähigkeit im Schachspiel. Allabendlich verkehrte er in mehreren Stammlokalen. Mit der Heirat begann der Patient auch morgens zu trinken, allmähliches Trinken rund um die Uhr. Seit 1972 vegetative Beschwerden, eventuell als Folge des Alkoholismus. Nach 1975 traten unter einer weiteren Steigerung des Alkoholkonsums nächtliche Entzugskrisen auf. Die körperlichen Beschwerden nahmen zu, welche der Patient mit zusätzlichem Alkohol selbst zu behandeln versuchte, unterstützt durch die Einnahme verschiedenster Medikamente. In den letzten zwei Jahren traten als Folge des Alkoholismus eine zunehmende Einschränkung der Arbeitsfähigkeit und eine Veränderung der Persönlichkeit ein.

Entschluss zum Eintritt in die Klinik und Vorstellungen über die Entwöhnungskur (Motivationsabklärung)	Herr K. ist einerseits fremdmotiviert durch seine letzte Freundin, anderseits ist er ohne Wohnung und Arbeit und benötigt dringend finanzielle Hilfe. In dieser Zwangslage sieht er sich vorerst veranlasst, den Alkoholfürsorger um Hilfe anzugehen. Dieser bewegt ihn in mehreren Gesprächen, sich in einem Suchttherapiezentrum zu melden, von wo er an unsere Klinik verwiesen wird. Hier erwartet er, dass man ihm eine Schlafkur anbietet, welche ihn von seinen körperlichen Beschwerden befreie, da diese ihn ziemlich beunruhigen. Im Schlaf will er auch seinen Körper daran gewöhnen, ohne Alkohol zu leben. Der Patient hat wenig Vorstellungen über den Verlauf der Entwöhnungskur; aktive Mitarbeit in der Therapie und im Behandlungsprogramm sind ihm vorerst fremd. Er ist sich auch noch nicht klar, ob er je ohne Alkohol wird leben können und wollen. Vor allem kann er sich nicht vorstellen, ohne Alkohol oder Medikamente mit seinen körperlichen Beschwerden umzugehen. Herr K. sieht vorläufig die Wichtigkeit der Planung und der konkreten Vorbereitung seiner beruflichen und sozialen Wiedereingliederung während der Kur nicht ein. Er erwartet von uns ausschliesslich medizinische Therapie.
Aerztliche Untersuchungen und Ergebnisse	Blut: Gemäss Laborroutine normale Resultate. Leberwerte: GPT und GOP erhöht. Urin: Ganzer Status, normale Resultate. Neurologische Untersuchungen zeigen keine pathologischen Befunde.
Therapeutische Massnahmen	Behandlung gemäss Konzept (3-Phasen-Programm); 1. Phase (vier Wochen):

- Ganztagsbeschäftigungstherapie Montag bis Freitag.
- Eintrittsgruppe Montagnachmittag.
- Informationsgruppe über Suchtprobleme dreimal, jeweils Donnerstagmorgen.
- Bewegungstherapie Dienstag und Donnerstagnachmittag.
- Einzeltherapeutische Betreuung: Anamnese somatischer und psychischer Status.
- Testpsychologische Abklärung.
- Bezugsperson (Pflegeteam): Klärung der Motivation und Erläuterung des dreimonatigen Behandlungskonzepts, genaue Suchtanamnese mit Beschreibung des Suchtverhaltens, Sozialanamnese, Verhaltensbeobachtung: vorhandene und zu fördernde Fähigkeiten, Plan zur Behebung der wichtigsten Verhaltensdefizite.
- Medikamente: dreimal täglich 0,1 mg Luminal®, dreimal täglich 1 Dragée Becozym® forte.
- Bei Entzugserscheinungen: 40 mg Entumin®, höchstens einmal innerhalb 24 Stunden während einer Woche.

Checkliste zur Informationssammlung

Bereiche, in welchen Probleme und daraus Pflegebedürfnisse entstehen können
(Zutreffendes ankreuzen und unterstreichen)

☐ Atmung	
☐ Ausscheidung	Stuhl, Urin, Schweiss, Erbrechen usw.
☐ Bekleidung	Wahl, Anziehen, Ausziehen
☐ Ernährung	Essen, Trinken
☐ Körperpflege	Haut, Haare, Mund, Nase, Augen, Ohren, Nägel, Intimbereich
☐ Mobilität	im Bett, im Raum, im Freien
☒ Ruhe, Schlaf	
☐ Sexualität	
☐ Wärme-, Kältegefühl	
☒ Selbstwertgefühl	Selbstbewusstsein, Selbstvertrauen, Selbstwertschätzung
☐ Stimmung	Gefühle, zum Beispiel Angst, Trauer, Enttäuschung
☒ Verantwortungsfähigkeit	Selbstdisziplin, Entscheidungsfähigkeit
☐ Lernen	Lernwille, Lernfähigkeit
☒ Sinnvolle Zeitanwendung	Beschäftigung, Unterhaltung
☐ Kommunikation:	
Empfang von Sinneseindrücken	Hören, Sehen, Riechen, Tasten, Schmecken
Senden von Informationen	Sprechen, Schreiben, averbale Zeichen
☒ Beziehungen	zu Familie, Freunden, Mitpatienten, Betreuern
☒ Rolle in der Gesellschaft	als Familienmitglied, Berufsangehöriger, Staatsbürger
☐ Kultur	Sitten, Bräuche, Sprache
☐ Religion	Ueberzeugungen, Werte, Vorschriften
☒ Umweltbedingungen, Wohnverhältnisse	
☒ Finanzielle Sicherheit	
☐ Andere:	
☐	
☐	

Abbildung 62 — Legende: Seite 213.

Pflegeplanung

Erfassung der Probleme und Ressourcen des Patienten, die für die Pflege von Bedeutung sind

Probleme des Patienten, die sich auf Grund der Informationssammlung ergeben:

Mangelnde Geborgenheit, Zugehörigkeit.
Mangelnde Eigeninitiative, Eigenverantwortung in bezug auf Arbeit, Alkoholkonsum, -abstinenz.
Mangelnde, die Person stärkende Erfolgserlebnisse in Beruf, Familie, Freundschaft.
Mangelnde Eigendisziplin im Umgang mit Geld.
Bagatellisierung der Entziehungskur.
Schlafschwierigkeiten.
Kopfschmerzen.
Ohnmachtsanfälle (nicht epileptische).

Ressourcen (Fähigkeiten und Möglichkeiten) des Patienten und seiner Angehörigen, die für die Lösung obiger Probleme von Bedeutung sind:

Bereitschaft, sich freiwillig fachärztlicher Behandlung zu unterziehen.
Aesthetisches Selbstwertgefühl in bezug auf Aussehen, Kleidung und Körperpflege.
Sehnsucht nach Harmonie und Häuslichkeit.

Abbildung 63 Legende: Seite 213.

Pflegeplanung

Eintritt: 4.11.19..	Wichtigste Bezugspersonen		Weitere Bezugspersonen:
Freiwillig ☒	a. in der Klinik		
Ärztlich ☐	Arzt/Therapeut	Dr. X.	
Behördliche Einweisung ☐	Pfleger/Schwester	Pfleger Z.	
	b. außerhalb der Klinik		
	Wer (z. B. Mutter)	Alkoholfürsorger	
	Name	Herr B.	
Austritt:	Straße	Hügelweg 3	
	Ort		
	Tel.-Nr.		

Art der Gefährdung betreffend	Datum verordnet	Datum ausgeführt	Kontrollen	Ergebnis	Signum
Alkoholkonsum: trank rund um die Uhr, vor allem Wein, Bier, Spirituosen, Apéritifs. Gelegentlich auch Medikamente (Seresta®, Valium® Roche).	4.11.	4.11.	Blasprobe	0,0‰	M

Ausgang		Areal	frei	Finanzierung durch	
Kein Ausgang	☐			Eigene Mittel	☐
mit Pflegepersonal		☒	☐	Angehörige	☐
mit Angehörigen		☐	☐	Drittpersonen	☐
mit anderen Personen		☐	☐	Fürsorgeorganisation	☒
allein		☐	☐	Krankenkasse: Kranken- und Unfallversicherung, IV	

Besuch:	Taschengeld:
Keinen bis 12.11.19..	Fr. 7.- pro Tag, täglich um 12.30 Uhr auszahlen

Berufliche Situation	Wohnsituation	Freizeitsituation
Handelsschulabschluss, ein Jahr technischer Angestellter, dann Gelegenheitsarbeiten aller Art.	Unstet, lebte bei Frauen aus dem Zuhältermilieu, zuletzt in 1-Zimmer-Wohnung. Jetzt ohne festen Wohnsitz.	Alkoholkonsum in Wirtschaften, mit gelegentlichem Schachspielen. Kontakte zum Zuhältermilieu.
Berufsziel nach dem Aufenthalt	**Wohnziel nach dem Aufenthalt**	**Freizeitziel nach dem Aufenthalt**
Ist zu klären.	Ist zu klären.	Ist zu klären.

Datum	Probleme und Ressourcen des Patienten	Stopp	Datum	Pflegeziele	Stopp	Datum	Pflegeplan	Stopp
6.11.	Alkoholismus - Seit Jahren Alkoholkonsum rund um die Uhr. - Gelegentlich Wetttrinken mit anschliessender Prüfung der Konzentrationsfähigkeit im Schachspiel (war oft Gewinner). - Nächtliche Entzugskrisen, die er mit Alkohol und verschiedenen Medikamenten selbst behandelte. - Ist für Entwöhnungskur fremdmotiviert (letzte Freundin hatte erfolgreiche Entziehungskur). - Glaubt, dass die Entwöhnung in einer Schlafkur stattfindet.		6.11.	Alkoholismus - Bereitschaft zur Beschreibung der persönlichen Suchtprobleme und des eigenen Suchtverhaltens. - Bereitschaft zur Auseinandersetzung mit obigem. - Bereitschaft für eine Entwöhnungskur bei vollem Bewusstsein. - Mitarbeit in der Durchführung der Kur. - Aufbau von Selbstkontrolle. - Keine unerträglichen Entzugskrisen.		6.11.	Alkoholismus - Einzelgespräche durch Bezugsperson Pfleger Z. zur Aufnahme der Suchtanamnese in Zusammenarbeit mit Dr. X.; Klärung der Motivation zur Entzugskur; Erläuterung der Zielsetzung und Festlegung des Behandlungskonzeptes. - Gruppengespräche in der Informationsgruppe, Konfrontation mit der Suchtproblematik. - In Einzel- und Gruppenbegegnungen seine Aeusserungen und Bedenken ernstnehmen. Nie bagatellisieren. Erfolge bestätigen. - Entzugserscheinungen sofort Dr. X. melden.	

Blatt-Nr.: 1 **Name:** K. **Vorname:** G. **Konfession:** keine **Geburts-Datum:** 27.10.19..

Abbildung 64 Legende: Seite 213.

Pflegeplanung

Datum	Probleme und Ressourcen des Patienten	Stopp	Datum	Pflegeziele	Stopp	Datum	Pflegeplan	Stopp
6.11.	Körperliche Symptome Patient ist beunruhigt wegen - Schlaflosigkeit, - Kopfschmerzen, - Ohnmachtsanfällen. Schläft meist erst morgens um 4 Uhr für ein bis zwei Stunden. Tagsüber muss er sich ein- bis zweimal zum Schlafen hinlegen.		6.11.	Körperliche Symptome - Angepassten Tag-Nacht-Rhythmus finden. - Erträgliche Kopfschmerzen ohne Medikamente. - Keine Ohnmachtsanfälle.		6.11.	Körperliche Symptome Schlaf: Mit Patient abgemacht, von 23 bis 6 Uhr Bettruhe. Gezuckerten Pfefferminztee in Thermoskrug. Kopfschmerzen: Nackenmassage, 30-60 Minuten abliegen, Eisbeutel, nicht rauchen während dieser Zeit. Ohnmachtsanfälle: BD, Puls, Atmung, Pupillen, Verletzungen überprüfen, Arzt melden.	
6.11.	Selbstwertgefühl Erlebte Misserfolge in Familie, Ehe, mit den Freundinnen, an den Arbeitsplätzen.		6.11.	Selbstwertgefühl - Auf konstruktiver Ebene eigene Erfolge erleben. - Erfolge anderer ertragen.		6.11.	Selbstwertgefühl - Täglich 17.30 Uhr persönliche Erfolgs- und Misserfolgserlebnisse besprechen in bezug auf Arbeit, Basteln, Sport, Spiel, Beziehungen, Abstinenz. Auch Disziplin und Ausdauer berücksichtigen.	
8.11.	Beziehungen Hatte in letzter Zeit ausschliesslich Beziehungen zu Frauen im Zuhältermilieu und Trinkkollegen.		8.11.	Beziehungen - Mit Hilfe konstruktive und tragfähige Beziehungen aufnehmen können.		8.11.	Beziehungen Mit dem Patienten einen Plan entwerfen, was für Personen in Frage kommen und wie die Kontaktnahme erfolgen soll. Zuerst in der Freizeitgruppe Beziehungsverhalten üben im Einzelgespräch und in den Gruppen.	
8.11.	Umgang mit Geld Hat Geld über seine Verhältnisse ausgegeben. Hat Schulden gemacht.		8.11.	Umgang mit Geld Vernünftiger Umgang mit Taschengeld. Führt persönliche Buchhaltung mit Quittungen. Fernziel: Arbeiten für Geld. Kann das Geld seinem Verdienst entsprechend einteilen und erfüllt finanzielle Verpflichtungen.		8.11.	Umgang mit Geld Einmal wöchentlich (Dienstag) Quittungen kontrollieren (durch Bezugsperson). Plan zur Schuldensanierung erstellen (Patient und Bezugsperson zusammen).	

Blatt-Nr.: 2 **Name:** K. **Vorname:** G. **Konfession:** keine **Geburts-Datum:** 27.10.19..

Abbildung 64a Legende: Seite 213.

Pflegeplanung

Datum	Pflegebericht	Initiale	Datum	Pflegebericht	Initiale
4.11.	Eintritt: Der Patient kommt in Begleitung des Alkoholfürsorgers auf die Station. Er sieht gepflegt aus und wirkt nicht alkoholisiert. Er erzählt, dass er hier eine Schlafkur machen will.				
6.11.	Schlaf: Herr K. klagte über Nervosität, innere Gespanntheit. Er zitterte und sagte, er werde unmöglich schlafen können. Er erhielt die Reserve, 1 Tablette Entumin®, um 22 Uhr. Trotzdem schlief er erst um 5 Uhr für eine Stunde.				
7.11.	Schlaf: Herr K. ging wie abgemacht um 23 Uhr ins Bett: Stand wieder auf und lief bis 24 Uhr hin und her. Bat um 24 Uhr um das Entumin® und ging dann ins Bett. Schlafen konnte er zwei Stunden.				
8.11.	Alkoholismus: Ich habe heute die Zielsetzung des Behandlungskonzeptes mit ihm besprochen. Er will sich Gedanken machen und morgen wieder mit mir sprechen.				
	Schlaf: Er ging heute recht ruhig um 23.15 ins Bett. Sagte, dass er fast pünktlich sei. Schlief aber nicht. Verlangte um 24 Uhr das Entumin®, worauf er vier Stunden schlafen konnte. Das empfand er als Fortschritt.				
9.11.	Alkoholismus: Er fing das Gespräch spontan an und sagte, er finde das Behandlungskonzept zum Teil gut, zum Teil sei einiges für ihn überflüssig. Er wolle aber trotzdem voll mitmachen.				
10.11.	Beschäftigung: Er hat angefangen, eine Maske zu schnitzen. Er meint, er brauche dazu mehr Konzentration, als er verfügbar habe.				
10.11.	Beziehung: Ich sah ihn heute dreimal im Gespräch mit Patient Y. Er sagte mir, dass er gerne mit diesem Patienten eine Beziehung aufbauen möchte. Das sei ein interessanter Typ. Er könne sicher einiges von ihm lernen, denn der habe schon zweieinhalb Monate durchgehalten.				
11.11.	Umgang mit Geld: Seine Quittungen stimmen. Das Geld ist sinnvoll gebraucht. Er ist stolz, sagt aber, dass diese Bevormundung ein massiver Eingriff in seine Freiheit sei.				
11.11.	Schlaf: Hält sich an Abmachung, kann vier bis fünf Stunden schlafen.				
14.11.	Alkoholismus: Heute ist Herr K. dem Thema Alkohol ausgewichen. Er erzählte aus seinem Leben. Beim Versuch, ihn auf seine Alkoholprobleme zurückzuholen, sagte er, er wisse, dass einfach etwas mehr Wille nötig sei, und den habe er bald mehr als genug verfügbar.				
16.11.	Kopfschmerzen: Klagte um 16 Uhr über heftige Kopfschmerzen. Ruhe, Nackenmassage und Eisbeutel haben Erleichterung gebracht. Um 20 Uhr sagte er, dass das Kopfweh weg sei.				
17.11.	Schlaf: Kann vier bis sechs Stunden schlafen. Ist glücklich darüber. Sagt, dass er manchmal schlimme Träume habe. Er befinde sich in böser Gesellschaft. Er wolle dann fortrennen, aber er sei wie gelähmt und könne nicht. Er will mit Dr. X. darüber sprechen.				

Abbildung 65 Legende: Seite 213.

Pflegeplanung

Datum	Stopp	Medikamente	Form, Einheit	Mo	Mi	Ab	Bemerkungen	Signum
4.11.	10.11.	Luminal®, 0,1 mg	Tbl.	1/2	1/2	1/2		H.K.
4.11.		Becozym® Forte	Drag.	1	1	1		H.K.
11.11.	16.11.	Luminal®, 0,1 mg	Tbl.		1/2	1/2		H.K.
17.11.		Luminal®, 0,1 mg	Tbl.			1/2		H.K.

enteral

parenteral

Datum	Stopp	Reserve, Notfallmedikamente	Bemerkungen	Signum
4.11.	12.11.	Entumin®, 1 Tbl. 40 mg	max. 1 Tbl. innerhalb 24 Stunden	

Datum verordnet	Datum ausgeführt	Untersuchungen, Labor, Röntgen EKG, EEG, Spezialärzt.	Signum
5.11.	6.11.	Blut siehe Laborblatt	VF
5.11.	6.11.	Urin siehe Laborblatt	XY
6.11.	7.11.	EEG	XY
6.11.	7.11.	Neurologische Konsil.	XY

Datum	Stopp	Therapien	
6.11.		Beschäftigungstherapie	
		Mo bis Fr 9-11.30	
		+ 13.30-16.00	
6.11.		Abteilungsversammlung	
		Fr. 9.00-9.45	
6.11.		Eintrittsgruppe	
		Mo 14.00-14.45	
6.11.		Info Gr. Suchtprobleme	
		12./19./26.11.19..	
		10.00-11.00	
6.11.		Bewegungstherapie	
		Di und Do 15.00-17.00	

Kost: normal

Datum	Zeit	T	P	BD	Flüssigkeits- Zufuhr	Ausfuhr	Bemerkungen
4.11.	16.00	36,4	84	140/90			

Datum	Zeit	Medikamente, Maßnahmen	Bemerkungen und Begründung	Signum
6.11.	22.00	1 Tbl. Entumin®	Ruhelosigkeit, Zittern	VF
7.11.	24.00	1 Tbl. Entumin®	Schlaflosigkeit, Unruhe	MM
8.11.	24.00	1 Tbl. Entumin®	Schlaflosigkeit, Unruhe	MM

Eintrittsgewicht/kg: 79,300 kg Größe/cm: 175 cm

Gewichtskontrolle:

Datum												
Gewicht												

Stuhl-/Menskontrolle (I = normal – = Durchfall K = Klistier M = Menstruation)

Mon.	1	2	3	4	5	6	7	8	9	10	11	12	13	14	15	16	17	18	19	20	21	22	23	24	25	26	27	28	29	30	31

Abbildung 66 Legende: Seite 213.

4.27

Fall 8:
Betagte behinderte Frau auf der Pflegestation

Personalien

Name: A.
Vorname: O.
Alter: 87 Jahre
Konfession: protestantisch
Früherer Beruf: medizinische Laborantin, Staatsangestellte
Wohnort: R.
Nationalität: Schweizerin

Versicherung

Krankenkasse

Diagnose und Behandlung

Grund der jetzigen Hospitalisation: Unterschenkelfraktur rechts, Spontanfraktur wegen Osteoporose. Arthrose in allen Gelenken, Versteifung der Wirbelsäule. Herzinsuffizienz. Bronchiektasen, chronische Bronchitis. Therapie: Liegegips. Dauermedikation: 50 mg Voltaren®, nach Bedarf. Fünfmal 1 Tablette Digoxin® pro Woche. 1 Tablette Phyllotemp® retard abends. Am 30. Juli Verlegung von der Notfallstation auf die Pflegestation für Langzeitpatienten.

Familiäre- und soziale Situation

Alleinstehende, ledige Frau. Wohnt in einer Zweizimmerwohnung mit Küche und Bad in einem älteren Haus. Ihre nächsten Verwandten sind eine Schwester und ein Bruder, beide seit vielen Jahren in einem Pflegeheim, ein verheirateter Neffe und eine Grossnichte.

Bisher weigerte sie sich hartnäckig, in ein Pflegeheim eingewiesen zu werden, da sie unbedingt selbständig sein wollte. Sie ist behindert und kann sich in ihrer Wohnung nur mühsam von einem Raum in den anderen bewegen, mit Hilfe eines Gehböckleins.

Für die Aktivitäten des täglichen Lebens braucht sie Hilfe von aussen:

- Reinigung der Wohnung, Wäschebesorgung: Haushalthilfe von der Altersfürsorge einmal wöchentlich.
- Mahlzeiten: Mahlzeitendienst von der Stadtküche, dreimal pro Woche eine gekochte Mahlzeit. Sonst lebt sie von Suppe, Brot und Kaffee.
- Körperpflege: die Gemeindeschwester kommt mindestens einmal wöchentlich für eine Ganzwäsche, für gelegentliche Haarwäschen, Fussbäder, Pédicure und den Bettwäschewechsel. Sie berät sie in ihren mancherlei Beschwerden.
- Besorgungen: verschiedene Nachbarinnen helfen.

- Gesundheitspflege: der Hausarzt kommt mindestens einmal im Monat vorbei für eine Kontrolle und erneuert das Rezept für die Dauermedikation. Die Apotheke über der Strasse lässt ihr die Medikamente ins Haus bringen.

Informationen aus Beobachtungen und Gesprächen mit der Patientin

"Ich bin wie sonst am Gehböckli vom Korridor in die Stube gegangen, um die Abendnachrichten um 18.45 Uhr zu hören. Plötzlich hat das rechte Bein unter mir nachgelassen, und ich bin zusammengesackt. Da ich nicht mehr aufstehen konnte, musste ich die ganze Nacht liegenbleiben. Das Telephon konnte ich nicht erreichen. Die Schmerzen waren furchtbar. Um 7.00 Uhr morgens kamen die Maler und wollten in meine Wohnung, weil doch gerade unser Haus renoviert wird. Ich rief so lange, bis sie begriffen und bei meiner Nachbarin die Wohnungsschlüssel holten. Dann kam die Sanität. Ich kam ins Universitätsspital auf die Notfallstation, erhielt einen Gips und wurde dann hierher auf die Pflegestation verlegt. Jetzt kann ich nicht mehr gehen, ich habe keine Kraft mehr, und die Zehen rechts sind ganz gelähmt. Ich habe so Angst, dass sie mich definitiv in ein Pflegeheim verlegen und ich nicht mehr in meine Wohnung kann.

Im Pflegeheim ist es schlimm, ich weiss das von meinen Geschwistern. Sie haben nur noch ein ganz kleines Taschengeld und werden um 16.00 Uhr schon wieder ins Bett gebracht, weil das Personal auf den Feierabend hinarbeitet. Ich brauche doch meine Bewegungsfreiheit, möchte am Abend noch fernsehen und ins Bett gehen, wann ich will. Wenn ich nur noch Bett und Nachttisch habe in einem Viererzimmer, werde ich ja langsam verblöden.

Natürlich ist es nicht das erstemal, dass ich gefallen bin. Vor zwei Jahren hatte ich schon eine Schenkelhalsfraktur, wurde operiert und lag viele Wochen im Spital. Letzten Herbst hatte ich in der Stube einen Schwindelanfall und stürzte. Mit einer Hirnerschütterung lag ich auch eine Nacht lang hilflos am Boden und habe dabei elendiglich gefroren. Aber trotzdem konnte ich immer daheim wohnen bleiben, es ging immer wieder.

Wissen Sie, ich bin es so gewohnt, allein zu sein, es ist mir nie langweilig, ich habe so viel zu lesen und zu telephonieren. Allerdings könnten sich mein Neffe und meine Grossnichte etwas mehr um mich kümmern. Wenn's ans Erben geht, kommen sie ja dann schon.

Hier im Spital geniesse ich das gute Essen und die gute Pflege. Wir haben es ja hier wie im Hotel."

Die Patientin ist sehr zart gebaut und sehr mager, mit faltiger, trockener Haut. Sie trăgt eine Hörbrille, wenn sie mit jemandem redet, da sie schwerhörig ist.

Checkliste zur Informationssammlung

Bereiche, in welchen Probleme und daraus Pflegebedürfnisse entstehen können
(Zutreffendes ankreuzen und unterstreichen)

[X] Atmung	
[ ] Ausscheidung	Stuhl, Urin, Schweiss, Erbrechen usw.
[ ] Bekleidung	Wahl, Anziehen, Ausziehen
[ ] Ernährung	Essen, Trinken
[X] Körperpflege	Haut, Haare, Mund, Nase, Augen, Ohren, Nägel, Intimbereich
[X] Mobilität	im Bett, im Raum, im Freien
[ ] Ruhe, Schlaf	
[ ] Sexualität	
[ ] Wärme-, Kältegefühl	
[X] Selbstwertgefühl	Selbstbewusstsein, Selbstvertrauen, Selbstwertschätzung
[X] Stimmung	Gefühle, zum Beispiel Angst, Trauer, Enttäuschung
[ ] Verantwortungsfähigkeit	Selbstdisziplin, Entscheidungsfähigkeit
[ ] Lernen	Lernwille, Lernfähigkeit
[ ] Sinnvolle Zeitanwendung	Beschäftigung, Unterhaltung
[X] Kommunikation:	
Empfang von Sinneseindrücken	Hören, Sehen, Riechen, Tasten, Schmecken
Senden von Informationen	Sprechen, Schreiben, averbale Zeichen
[X] Beziehungen	zu Familie, Freunden, Mitpatienten, Betreuern
[ ] Rolle in der Gesellschaft	als Familienmitglied, Berufsangehöriger, Staatsbürger
[ ] Kultur	Sitten, Bräuche, Sprache
[ ] Religion	Ueberzeugungen, Werte, Vorschriften
[X] Umweltbedingungen, Wohnverhältnisse	
[ ] Finanzielle Sicherheit	
[ ] Andere:	
[ ]	
[ ]	

Abbildung 67

Legende: Seite 213.

Pflegeplanung

Erfassung der Probleme und Ressourcen des Patienten, die für die Pflege von Bedeutung sind

Probleme des Patienten, die sich auf Grund der Informationssammlung ergeben:

Atmung	Hat etwas Anstrengungsdyspnoe, gelegentlicher Husten mit Auswurf.
Mobilität	Vollständig bettlägerig und bewegungsgehemmt. Rechtes Bein mit Liegegips. Gefahr weiterer Spontanfrakturen. Hat dauernd Schmerzen im Rücken und in den Gelenken beim Sitzen und Liegen.
Körperpflege	Kann wegen eingeschränkter Beweglichkeit Körperpflege nicht besorgen.
Haut	Dekubitusgefahr, da die Patientin sehr mager ist.
Selbstwertgefühl, Stimmung	Hat Angst, ihre Unabhängigkeit zu verlieren und in ein Pflegeheim zu müssen.
Beziehungen	Mangelhafter Kontakt zu einzigen noch handlungsfähigen Angehörigen: Neffe und seine Frau, Grossnichte. Braucht jemanden, der sich um ihre Angelegenheiten und um ihre Wohnung kümmert.

Ressourcen (Fähigkeiten und Möglichkeiten) des Patienten und seiner Angehörigen, die für die Lösung obiger Probleme von Bedeutung sind:

Ist geistig sehr rege und lernfähig.
Sehr interessiert am Geschehen in der Welt.
Ist kontaktfähig, erzählt spontan viel und gern.
Kann lesen, Briefe schreiben, telephonieren.
Ist sehr selbständig. Daheim war sie es gewohnt, ihre Probleme auf einfallsreiche Art und Weise zu lösen.
Kann sich wehren.
Keine finanziellen Probleme.

Abbildung 68 Legende: Seite 213.

Name	Grad der Pflegebedürftigkeit	Selbständig	Teilweise hilfsbedürftig	Vollständig hilfsbedürftig	Kontrolle	Häufigkeit	Limiten	
							>	<
Alter	Mobilisation				Gewicht			
	Körperpflege				Diurese			
Konfession	Ankleiden				BD			
	Nahrungsaufnahme				Respiration			
	Ausscheidung				Puls			
Angehörige (Tel.-Nr.)					Temperatur			
	Prophylaxen							

Datum	**Probleme und Ressourcen** des Patienten	Stopp	Datum	**Pflegeziele**	Stopp	Datum	**Pflegeplan**	Stopp

Datum	Pflegebericht	Initiale	Datum	Pflegebericht	Initiale

Pflegeplanung

Name A. O.	Grad der Pflegebedürftigkeit	Selbständig	Teilweise hilfsbedürftig	Vollständig hilfsbedürftig	Kontrolle	Häufigkeit	Limiten >	Limiten <
Alter	Mobilisation			x Problem	x Gewicht	1x wöch.		
87 Jahre	Körperpflege			x	x Diurese	täglich		
Konfession	Ankleiden			x	x BD	1x wöch.		
protestantisch	Nahrungsaufnahme		x		x Respiration	täglich 1x		
	Ausscheidung			x	x Puls	täglich 1x		
Angehörige (Tel.-Nr.)					x Temperatur	1x abends		
	Prophylaxen							
	Dekubitus			x Problem				

Datum	Probleme und Ressourcen des Patienten	Stopp	Datum	Pflegeziele	Stopp	Datum	Pflegeplan	Stopp
30.7.	Atmung Anstrengungsdyspnoe, Husten und Auswurf.		30.7.	Atmung Ruhiger Atem.		30.7.	Atmung Anstrengungen vermeiden. Oberkörper leicht hochgelagert.	
30.7.	Mobilität Rechtes Bein Liegegips, Zehen Lähmungserscheinungen. Gefahr weiterer Spontanfrakturen, Schmerzen beim Sitzen und Liegen, Arthrose.		30.7.	Mobilität Teilziel: Möglichstes Wohlbefinden beim Liegen. Keine Spontanfrakturen. Fernziel: Vollständige Mobilisation ungewiss, eventuell Rollstuhl.		30.7.	Mobilität Lagerung nach Wunsch der Patientin, rechtes Bein auf Spreuerkissen, Zehen bewegen lassen, häufige Kontrolle. Keine Belastung der Knochen. Vorsicht bei Lagewechsel, Bettschüssel!	
30.7. 31.7.	Haut Dekubitusgefahr, sehr mager, gerötete Druckstelle am Gesäss, 4 cm Durchmesser.		30.7.	Haut Ist intakt.		30.7. 31.7.	Haut Häufige Kontrolle der Druckstellen. Schaffell. Fersenkissen. Lagewechsel, soweit Gipsbein es erlaubt. Wasserkissen.	
30.7.	Selbstwertgefühl, Stimmung Angst vor Verlust der Unabhängigkeit, vor Einweisung in ein Pflegeheim, vor Auflösung der Wohnung. Geniesst anderseits die gute Pflege hier.		30.7.	Selbstwertgefühl, Stimmung Ist so selbständig wie möglich. Wohnen Kennt Vor- und Nachteile von Alleinwohnen oder Leben im Heim. Kommt zu wohlüberlegten Entscheidungen.		30.7.	Selbstwertgefühl, Stimmung Patientin erleben lassen, dass keine Entscheidungen über ihren Kopf weg getroffen werden. Selbständigkeit fördern, unterstützen. Wohnen Sachliche Besprechungen über Zukunft. Keinen Druck ausüben. Patientin Zeit lassen, sich mit Vor- und Nachteilen des Alleinwohnens auseinanderzusetzen.	
30.7.	Beziehungen Beklagt sich über mangelnden Kontakt mit Neffe und Grossnichte. Hat aber im Zimmer kein Telephon.		30.7.	Beziehungen Kontakt mit einzigen Angehörigen.		30.7.	Beziehungen Kontakt fördern, Verwandte benachrichtigen.	31.7.

Abbildung 69 Legende: Seite 213.

Pflegeplanung

Datum	Pflegebericht	Initiale	Datum	Pflegebericht	Initiale
31.7.	*Haut* Gerötete Druckstelle am Gesäss, 4 cm Durchmesser. Schaffell genügt nicht. Lagewechsel ist schwierig wegen Gipsbein. *Beziehungen* Heute kam auf Telephonanruf hin der Neffe samt Frau auf Besuch. Grosse Freude von Fräulein O. Er wird sich um die Angelegenheiten kümmern und auch dafür sorgen, dass die Wohnung aufgeräumt wird.				

Abbildung 70 Legende: Seite 213.

4.28	Fall 9: Betagte Frau mit Ulcus cruris zu Hause
Personalien	Name: M. Vorname: J. Alter: 79 Jahre Konfession: reformiert Beruf: Hausfrau Wohnort: B. Nationalität: Schweizerin
Versicherung	Krankenkasse
Diagnose	Septische Thrombose des linken Beins. Ulcus cruris am linken Unterschenkel, 5x8 cm, 3 mm tief, infiziert. Herzinsuffizienz, gelegentliche Tachykardien, die auf Isoptin® gut ansprechen. Sonstige Dauermedikamente: 0,5 mg Talusin® (1 Tablette pro Tag), Venoruton® 300 (dreimal 1 Kapsel pro Tag). Bei Schlaflosigkeit 1 Tablette Mogadon®. Bei Juckreiz Fenistil® retard am Morgen und am Abend.
Familiensituation	Hausfrau. Gatte pensionierter Ingenieur, 78 Jahre alt. Das Ehepaar wohnt in einer 4½-Zimmer-Wohnung (Lift). Frau M. führte bisher selbständig den Haushalt. Einmal pro Woche kommt eine Putzfrau. Die Kinder, zwei verheiratete Söhne mit je zwei Kindern und eine ledige berufstätige Tochter, wohnen alle weit entfernt.

Informationen aus Gesprächen mit der Patientin und dem Ehemann: eigene Beobachtungen

Frau M. hatte von der Geburt des ersten Kindes an immer wieder Phlebitiden und kleine Ulzera an den Unterschenkeln. Sie hat ihre Beine immer selbst gepflegt und die auftretenden Ulzera immer wieder zum Abheilen gebracht. Sie ist allergisch auf Salben, Jod, Antibiotika und Heftpflaster. Der Arzt hat ihr vor zwei Tagen, als sie 39 °C Fieber und starke Schmerzen im linken Bein hatte, ein Antibiotikum i.v. gespritzt und Solcoseryl® Salbe auf die Wunde getan. Jetzt hat sie ein ekzematöses geschwollenes Bein und einen juckenden Ausschlag auf der Brust und an den Armen. Keine Temperatur mehr. Patientin ist sehr müde, und bei jeder Anstrengung tritt eine Dyspnoe auf. Essen mag sie nicht, obwohl ihr der Ehemann etwas gekocht und ans Bett gebracht hat; es strengt sie zu sehr an, im Bett zu essen. Sie hat vor allem Durst. Zum Wasserlösen benützt sie den Nachttopf neben dem Bett. Sie hat ein Schlafzimmer für sich allein. Das linke Bein liegt auf einem Kissen und ist mit einem Salbenplätz bedeckt und mit einem weissen Baumwolldreiecktuch verbunden. Das Ulcus cruris ist 5x8 cm gross mit unregelmässigen Konturen und weist einen schmierig-eitrigen Belag auf. Tiefe 3 mm. Es besteht eine Sehschwäche im linken Auge seit kurzer Zeit, das Lesen ist erschwert. Der Arzt wollte die Patientin hospitalisieren. Sie weigerte sich aber, es sei ihr am wohlsten zu Hause. Ihr Ehemann war einverstanden damit. Deshalb wurde die Gemeindeschwester gerufen.

Checkliste zur Informationssammlung

Bereiche, in welchen Probleme und daraus Pflegebedürfnisse entstehen können
(Zutreffendes ankreuzen und unterstreichen)

[X] Atmung	
[X] Ausscheidung	Stuhl, Urin, Schweiss, Erbrechen usw.
[ ] Bekleidung	Wahl, Anziehen, Ausziehen
[X] Ernährung	Essen, Trinken
[X] Körperpflege	Haut, Haare, Mund, Nase, Augen, Ohren, Nägel, Intimbereich
[X] Mobilität	im Bett, im Raum, im Freien
[X] Ruhe, Schlaf	
[ ] Sexualität	
[ ] Wärme-, Kältegefühl	
[ ] Selbstwertgefühl	Selbstbewusstsein, Selbstvertrauen, Selbstwertschätzung
[X] Stimmung	Gefühle, zum Beispiel Angst, Trauer, Enttäuschung
[ ] Verantwortungsfähigkeit	Selbstdisziplin, Entscheidungsfähigkeit
[ ] Lernen	Lernwille, Lernfähigkeit
[X] Sinnvolle Zeitanwendung	Beschäftigung, Unterhaltung
[X] Kommunikation:	
Empfang von Sinneseindrücken	Hören, Sehen, Riechen, Tasten, Schmecken
Senden von Informationen	Sprechen, Schreiben, averbale Zeichen
[X] Beziehungen	zu Familie, Freunden, Mitpatienten, Betreuern
[ ] Rolle in der Gesellschaft	als Familienmitglied, Berufsangehöriger, Staatsbürger
[ ] Kultur	Sitten, Bräuche, Sprache
[ ] Religion	Ueberzeugungen, Werte, Vorschriften
[ ] Umweltbedingungen, Wohnverhältnisse	
[ ] Finanzielle Sicherheit	
[ ] Andere:	
[ ]	
[ ]	

Abbildung 71

Legende: Seite 213.

Pflegeplanung

Erfassung der Probleme und Ressourcen des Patienten, die für die Pflege von Bedeutung sind

Probleme des Patienten, die sich auf Grund der Informationssammlung ergeben:

Atmung	Anstrengungsdyspnoe.
Ernährung	Appetitlosigkeit, Durst, Gewichtsverlust.
Mobilität	Unsicherheit beim Gehen. Muss meistens im Bett liegen. Kontrakturgefahr linkes Fussgelenk.
Körperpflege	Im Bett zu anstrengend.
Ausscheidung	Im Bett zu anstrengend.
Ruhe, Schlaf	Gestört wegen Schmerzen.
Haut	Ulcus cruris linker Unterschenkel, 5x8 cm, 3 mm tief. Entzündetes Gewebe. Allergie auf Salben, Jod, Antibiotika, Heftpflaster. Juckender Ausschlag Thorax.
Stimmung	Macht sich Sorgen wegen Alter und Zukunft.
Beschäftigung	Untätigkeit, Langeweile. Kann nicht lesen wegen Sehschwäche.
Beziehungen	Kinder wohnen weit entfernt.

Ressourcen (Fähigkeiten und Möglichkeiten) des Patienten und seiner Angehörigen, die für die Lösung obiger Probleme von Bedeutung sind:

Positive Einstellung.
Wille zu lernen, sich der neuen Situation anzupassen.
Hilfreicher Ehemann, der bereit ist, Pflege und Haushaltpflichten zu übernehmen.
Praktische, moderne Wohnung.

Abbildung 72 Legende: Seite 214.

Pflegeplanung

Name M. Vorname I. geb. 1898
Adresse ..., B. Tel 241 12 55
Krankenkasse KKB Zivilstand verh. Konfession reformiert
überwiesen Pflege von bis
Hausarzt Dr. P. G. Tel. 121 62 38 Spezialarzt – Tel –
Angehörige Ehemann Adresse ..., B. Tel s.o.
Tochter: Frl. M. Adresse Tel
Sozialdienst – Seelsorger Herr Pfarrer A. H.

Diagnose: aufgetretene bzw. mögliche Komplikationen:

Septische Thrombose linkes Bein
Ulcus cruris infiziert
Herzinsuffizienz

den Angehörigen bekannt [x] ja [ ] nein dem Patienten bekannt [x] ja [ ] nein

bitte mit BLEISTIFT ausfüllen

Soziale Situation:

Wohnverhältnisse günstig	[x] ja	[ ] nein
Bad / Douche	[x] ja	[ ] nein
Lift im Hause	[x] ja	[ ] nein
Finanzielle Hilfe	[ ] ja	[x] nein
lebt allein Ehemann	[ ] ja	[x] nein
Hauspflege	[ ] ja	[x] nein
Betagtenhilfe, priv. Putzfrau	[x] ja	[ ] nein
Nachbarschaftshilfe	[ ] ja	[x] nein
Mahlzeitendienst	[ ] ja	[x] nein

Verhaltensweisen und bes. Gewohnheiten wahrgenommen:
Ist sonst selbständig, besorgte Haushalt. Ehemann hilfsbereit.

Ergänzende Bemerkungen:
Möchte möglichst nicht ins Spital

Benützte Pflegehilfsmittel	eigene		in Miete
Gehstock	x	Bettbogen	x

Medikamente	MO	MI	AB	NA
1.4. Venoruton® 300, Kapsel	1	1	1	
1.4. Talusin® Tbl. 0,5 mg	1			
1.4. Isoptin® retard, Tbl.			1	
1.4. Mogadon®, Tbl.				1
1.4. Cibalgin®, Tbl. (max. 3x pro 24 Std.)				

Insulin	MO	AB

Clinitest
Tape-Test

Diät:

Abbildung 73 Legende: Seite 214.

Pflegeplanung

Name M. J.	Grad der Pflegebedürftigkeit	Selbständig		Teilweise hilfsbedürftig		Vollständig hilfsbedürftig		Kontrolle		Häufigkeit	Limiten	
											>	<
Alter	Mobilisation			x	Hilfe, Stock			x	Gewicht	1x pro Woche		
79 Jahre	Körperpflege	x	Badezimmer	x	Beine einbinden				Diurese			
Konfession	Ankleiden	x	Morgenrock						BD			
reformiert	Nahrungsaufnahme	x							Respiration			
	Ausscheidung			x	Begleitung auf WC				Puls			
Angehörige (Tel.-Nr.)								x	Temperatur	1x abends		
	Prophylaxen Allergie, Kontrakturen											

Datum	**Probleme und Ressourcen** des Patienten	Stopp	Datum	**Pflegeziele**	Stopp	Datum	**Pflegeplan**	Stopp
1.4.	Atmung Anstrengungsdyspnoe.	1.4.	1.4.	Atmung Ruhiger Atem. Keine Erschöpfung.		1.4.	Atmung Leichte Hochlagerung. Langsam Aufstehen, viel Zeit lassen. Keine Hetzerei.	
1.4.	Ernährung Inappetenz, Durst. Gewichtsverlust. Essen im Bett ist anstrengend.			Ernährung Genügend Aufbaustoffe, eiweissreiche Ernährung. Kein Durst. Essen ohne Anstrengung. Normalgewicht.	12.4.	1.4.	Ernährung Morgenessen im Bett. Aufstehen für Mittag- und Nachtessen. Erklären, dass Fleisch, Eier, Käse, Milch wichtig sind für Wundheilung. 1500 ml Flüssigkeit.	
1.4.	Mobilisation Bisher im Bett (zwei Tage). Gefahr Kontraktur des linken Fussgelenkes. Immobilität wegen Schmerzen. Gefahr beim Aufstehen: Versacken des Blutes in erweiterten Venen, Oedeme. Unsicherheit beim Gehen.		1.4.	Mobilisation Keine Kontraktur. Keine Muskelatrophie. Keine Oedeme. Keine erweiterten Venen. Keinen Sturz. Fernziel: Selbständiges Gehen.	2.6. 2.6. 26.5.	1.4.	Mobilisation Soll meistens liegen = Umschläge. Beine regelmässig bewegen, Füsse und Zehen bewegen. Erklären, warum. Bettende leicht erhöht. Keil unter Matratze. Schemel an Fussende unter Decken. Ehemann instruieren Beine im Bett vor jedem Aufstehen einbinden, von unten nach oben Sigg-Verband. 1. Binde: Fuss von Zehengrundgelenk bis und mit Knöchel. 2. Binde: Knöchel bis Kniekehle. Gehen mit Stock und Unterstützung des Ehemannes.	
1.4.	Wunde, Ulcus cruris linker Unterschenkel 5x8 cm, 3 mm tief, entzündetes Gewebe, Ekzem.		1.4. 1.4.	Wunde Saubere Wunde, glatte Ränder, sukzessive Heilung. Fernziel: Selbständigkeit in der Pflege des Beines, Patientin und Ehemann.	2.6. 5.4.	1.4.	Wundbehandlung Leinen- oder Baumwollplätzli = Grösse der Wunde. In Kochsalzlösung 0,9% tauchen. Morgens dreimal Plätzli auf Wunde legen und wieder wegnehmen - Reinigung. Viertes Plätzli auf Wunde lassen. Wundränder mit Pyoktanin® Tinktur 0,5% bestreichen. Zudecken mit steriler Gaze und sauberem grossem Leinenlappen. Mit kurzer Binde befestigen. Tagsüber: alle 20 Minuten altes Plätzli entfernen mit Pinzette, neues Plätzli drauf. Nachts: einmal wechseln. Ehemann genau Vorgang erklären und nachmachen lassen.	

Abbildung 74 Legende: Seite 214.

Pflegeplanung

Datum	Probleme und Ressourcen des Patienten	Stopp	Datum	Pflegeziele	Stopp	Datum	Pflegeplan	Stopp
1.4.	Haut Juckender Ausschlag Thorax. Allergie auf Salben, Jod, Antibiotika, Heftpflaster.		1.4.	Haut sauber.	5.4.	1.4.	Fenistil® retard Tabletten nach Bedarf. Fenistil-Gel.	5.4.
1.4.	Ausscheidung Im Bett zu anstrengend.		1.4.	Ausscheidung Keine Erschöpfung und Atemnot.		1.4.	Ausscheidung Darf aufs WC tagsüber in Begleitung. Nachts Nachttopf neben Bett auf einem Stuhl.	
2.4.	Ungewohnte Verstopfung.		2.4.	Regelmässiger müheloser Stuhlgang.		2.4.	Jeden Abend eine Tasse Abführtee.	
1.4.	Körperpflege Waschen im Bett ist zu anstrengend.		1.4.	Körperpflege Keine Erschöpfung und Atemnot.		1.4.	Körperpflege Darf sich im Badezimmer morgens und abends selbst waschen. Viel Zeit lassen.	
1.4.	Ruhe, Schlaf Gestörter Schlaf wegen Schmerzen.		1.4.	Ruhe, Schlaf Möglichst lange Schlafperioden. Fernziel: Guter Schlaf, ohne Schmerzen.	2.6.	1.4.	Ruhe, Schlaf Abends 1 Tablette Mogadon®. Cibalgin® nach Bedarf (Tabletten oder Zäpfli).	
1.4.	Beschäftigung Hat Mühe, untätig zu sein. Kann nicht lesen. Sehschwäche.		1.4.	Beschäftigung Sinnvolle Zeitverwendung, keine Langeweile.	12.4.	1.4.	Beschäftigung Kleine Aufgaben übertragen, wie Plätzli schneiden, Binden rollen usw. Transistor ans Bett. Kassetten hören.	
1.4.	Sorgen wegen Alter und Zukunft Angst, nichts mehr wert zu sein, abhängig zu werden, Haushalt nicht mehr machen zu können.		1.4.	Sorgen Zuversicht.	2.6.	1.4.	Sorgen Unterstützungsmöglichkeiten aufzeigen.	
1.4.	Beziehungen Kinder sind weit weg.		1.4.	Beziehungen aufrechterhalten.	12.4.	1.4.	Beziehungen Kinder benachrichtigen. Eventuell kann Tochter eine zeitlang kommen.	

Blatt-Nr.: 2 **Name:** M. **Vorname:** J. **Konfession:** reformiert **Geburts-Datum:**

Abbildung 74a Legende: Seite 214.

Pflegeplanung

Datum	Pflegebericht	Initiale

2.4.

<u>Ernährung</u>

Immer noch keinen Appetit. Trinkt nun fleissig auch Fruchsäfte und Milch.

<u>Ausscheidung</u>

Verstopfung, ungewohnt für Patientin.

<u>Mobilisation</u>

Das Aufstehen zum Essen sowie für WC und Toilette ist gutgegangen. Ehemann hat die Beine sehr gut nach Pflegeplan eingebunden.

<u>Wundpflege</u>

Ehemann hat Wundpflege nach Vorschrift durchgeführt. Hat aber noch viele Fragen, fühlt sich noch unsicher.
Frau M. ist sehr deprimiert.

3.4.

<u>Wundpflege</u>

Wunde ist nun sauber, Grösse unverändert. Ehemann braucht noch Erklärungen, Kontrolle und Bestätigung.

<u>Stimmung</u>

Patientin ist munterer. Hatte Telephonanrufe der Kinder, Besuch des Arztes.

<u>Schlaf</u>

Besser geschlafen, weniger erschöpft.

<u>Beschäftigung</u>

Es ist ihr langweilig.

4.4.

<u>Wundpflege</u>

Ehemann sagt, nun fühle er sich sicherer. Braucht aber noch den täglichen Besuch der Schwester.

<u>Stimmung</u>

Besser. Patientin ist zuversichtlicher. Der Besuch der Tochter steht bevor.

5.4.

Im ganzen haben die Eheleute einen zweckmässigen Tagesrhythmus gefunden und bewältigen die Situation. Sind selbständig in der Pflege.

<u>Wunde</u>

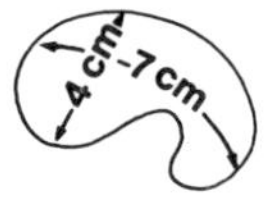

Wundränder sind sauber ca. 3 mm Tiefe.

Bein nicht mehr geschwollen. Hautfetzen fallen in Schuppen ab.
<u>Haut</u> am Thorax sauber. Ausschlag abgeklungen.

6.4.

<u>Beziehungen</u>

Tochter kommt für zehn Tage heim. Schwesternbesuch nur noch einmal wöchentlich nötig. Arzt war da, ist zufrieden mit den Fortschritten.

12.4.

<u>Ernährung</u>

Patientin hat besseren Appetit, isst genügend, Flüssigkeitsmenge genügend.

<u>Wunde</u>

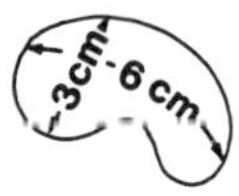

sauber. Keine Oedeme. Weniger tief. Heilungsprozess macht Fortschritte.

<u>Schlaf</u>

Immer noch gestört. Zuckende Schmerzen, nachts schlimmer als am Tag.

<u>Beziehungen</u>

Tochter hat Haushalt in Ordnung gebracht, pflegt die Mutter liebevoll. Hat Vater im Kochen und in der Bedienung der Waschmaschine instruiert.

<u>Stimmung</u>

Zuversichtlicher, weil Tochter da ist.

<u>Beschäftigung</u>

Patientin schält Aepfel im Bett, bügelt Wäsche auf Bügelbrett am Bett, schneidet Leinenplätzli, rollt Binden auf. Hört Radio.
Dass sie nicht lesen kann, fehlt ihr sehr.

<u>Religion</u>

Sie vermisst Gottesdienstbesuch sehr. Tochter hat ihr Bibelkassetten und ein Tonbandgerät gebracht.

19.4.

<u>Wunde</u>

Sauber.

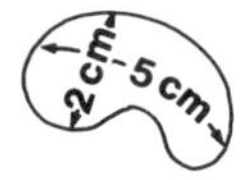

<u>Stimmung</u>

Patientin findet, es gehe aber lang, bis die Wunde geschlossen ist. Ist wieder deprimiert wegen der vielen Schmerzen.

26.4.

<u>Wunde</u> (2cm) ←1→ ca. 2 mm tief.

<u>Mobilisation</u>

Patientin ist stundenweise auf. Geht gut.

<u>Beschäftigung</u>

Kann nicht mehr Plätzli schneiden, sieht zu wenig gut. Ehemann ist sehr geduldig und übernimmt diese Aufgabe.

2.5. <u>Wunde</u>: Wie oben, trocken.

9.5. Wunde kleiner geworden = 1,5 und 0,5 cm.

16.5. Wunde fast zugeheilt, weniger Schmerzen.

23.5. Wunde fast zugeheilt.

2.6.

<u>Wunde</u>

Vollständig geschlossen, keine Oedeme, keine Schmerzen.

<u>Stimmung</u>

Patientin und Ehemann sind glücklich. Arzt ist sehr zufrieden.

Abbildung 75 Legende: Seite 214.

5. Voraussetzungen für die Durchführung der Pflegeplanung

Die Pflegeplanung läuft nicht unabhängig zwischen Schwester und Patient ab, sondern steht in enger Beziehung zur Umwelt. Sie ist deshalb im Spital vielfältigen Einflüssen ausgesetzt, die von folgenden Faktoren abhängen:

- Von der Krankenschwester selbst, ihrer Ausbildung, ihrer Motivation, ihrer Haltung.
- Von der Organisation des Pflegedienstes und der Station.
- Von der Stellung des Pflegedienstes im Spital.

Was für Voraussetzungen sind notwendig zur Durchführung der Pflegeplanung?

5.1 Voraussetzungen auf seiten der Krankenschwester

Pflegeplanung im Sinne einer patientenorientierten Pflege ist eine anspruchsvolle Aufgabe. Sie fordert den ganzen Menschen und von der Schwester mitmenschliche und intellektuelle Fähigkeiten sowie praktisches Können.

5.11 Mitmenschliche Fähigkeiten

Kommunikationsfähigkeit und Einfühlungsvermögen, um mit Menschen verschiedener Lebensalter umgehen und eine fördernde Beziehung herstellen zu können. Interesse am Menschen.

Erfahrungen mit sich selbst als Mensch: Erleben und Akzeptieren der eigenen Gefühle, Körperbewusstsein, Offenheit neuen Erfahrungen gegenüber, Selbstvertrauen und Erkennen der eigenen Möglichkeiten und Grenzen.

Kooperationsbereitschaft und pädagogische Fähigkeiten, um mit anderen in einem Team zusammenarbeiten sowie Schüler und Mitarbeiter anleiten zu können.

5.12 **Intellektuelle Fähigkeiten**

Theoretisches Wissen über die Beschaffenheit und die Funktion des gesunden Menschen und über die krankhaften Abweichungen davon; über das Verhalten und das Empfinden des gesunden Menschen und über die krankhaften Abweichungen davon; über die Eigenheiten der verschiedenen Lebensalter; über das Verhalten des Menschen in der Gruppe und über seine Beziehungen zur Umwelt, zur Gesellschaft; über Sitten und Gebräuche verschiedener Kulturen und Religionen.

Systematisches, logisches Denkvermögen, um Informationen einzuholen, zu verarbeiten und zu kombinieren.

Urteils- und Entscheidungsvermögen, um Prioritäten setzen, Probleme lösen und das Resultat beurteilen zu können.

5.13 **Praktisches Können**

Sichere Beherrschung der verschiedenen Pflegeverrichtungen und der vom Arzt delegierten diagnostischen und therapeutischen Massnahmen.

Es muss das Ziel der Grundausbildung und der ständigen Weiterbildung sein, der Schwester zu helfen, diese Fähigkeiten zu entwickeln, um den anspruchsvollen Aufgaben gewachsen zu sein.

5.14 **Umgang mit eigenen Problemen**

In der Ausübung der Pflege muss auch die Schwester die Möglichkeit haben, ihre eigenen Probleme zu besprechen und ihre eigenen Bedürfnisse als Mensch zu befriedigen. Sie braucht dazu unter Umständen die Hilfe von erfahrenen Kolleginnen oder von Aussenstehenden im Sinne einer Begleitung und Beratung. Es gibt in den Beziehungen zu den Patienten immer wieder schwierige Situationen, in denen die ganze Belastung auf seiten der Schwester liegt, ihre physischen und psychischen Kräfte also auf die Dauer übersteigen kann.

Beispiele

- Situationen, in denen die Aufrechterhaltung einer Kommunikation zwischen Schwester und Patient gänzlich von der Schwester allein abhängt: in der Beziehung zu Bewusstlosen, zu Sterbenden in der Agonie, zu Menschen, die geistig völlig abgebaut sind, usw.

- Situationen, in denen die Belastung der Pflegenden so extrem ist, dass die Pflege nicht auf lange Zeit der gleichen Person zugemutet werden kann: bei Patienten, die ständig schreien; die sich stets aggressiv, destruktiv, ablehnend verhalten; mit dauernd übelriechenden, ekelauslösenden Ausscheidungen usw.

Die Gefahr besteht, dass sich das Verhalten und das Reagieren der Schwester allenfalls zuungunsten des Patienten verändern und dadurch bei ihr Gefühle der Schuld entstehen, welche eine konstruktive Kommunikation erst recht erschweren oder verunmöglichen.

In solchen Fällen genügt es nicht, in der Pflegeplanung nur Patientenziele zu setzen. Auch die Schwester benötigt Hilfe und sogar Schutz. Es ist deshalb anzuraten, in solch schwerwiegenden Situationen auch für die Schwester Ziele zu setzen und entsprechende Massnahmen zu planen.

5.15 Schwesternziele und -massnahmen

Zur ersten Situation

Ziel: Patient als schwer Leidenden und Ausgelieferten, völlig von der Schwester Abhängigen sehen, ihn als Mitmensch behandeln, ihm die Würde seines Menschseins unter allen Umständen bewahren.

Massnahmen: Averbale und verbale Kommunikationsformen suchen und erhalten, welche auch ohne unser Wahrnehmen vom Patienten allenfalls doch als Wohltat registriert werden.

Zur zweiten Situation

Ziel: Die pflegende Schwester weiss und erfährt, dass ihre Belastungen vom Team ernst genommen und mitgetragen werden und dass sie nicht über das Mass ihrer Kräfte ausharren muss.

Massnahmen: Im Team regelmässige Besprechungen abhalten, wo auch persönliche Probleme mit Patienten behandelt werden können. Eventuell Zuziehung eines Beraters. Die Arbeit so planen, dass jeweils zwei Pflegepersonen miteinander die schwere Pflege durchführen können oder dass die pflegende Schwester regelmässig abgelöst wird.

Es kann aber auch der Wunsch der Schwester sein, ihr Durchhaltevermögen in schwierigen Situationen zu fördern. Sie kann sich dann ganz persönliche Ziele setzen, um zu lernen, angemessen zu reagieren und ihren spontanen Unmut abzubauen.

Beispiele

- Das negative Verhalten des Patienten stehen lassen, nicht persönlich nehmen.
- Ihm nichts nachtragen.
- Kränkende Gefühle bewusst werden lassen, nach Ueberwindung derselben suchen.
- Immer wieder dem Patienten positiv begegnen.
- Den Patienten trotz seinem negativen, mich störenden Verhalten nie erniedrigen.

5.2 Voraussetzungen auf seiten des Pflegedienstes und der Station

Der Pflegedienst als Ganzes stellt den Rahmen dar, in welchem der Pflegeprozess abläuft. Damit eine individuelle Pflegeplanung möglich ist, sind folgende Voraussetzungen nötig:

5.21 Stationsziele

Diese drücken aus, wie auf dieser Station die Pflege aufgefasst wird, was mit der Pflege beabsichtigt wird.

Jede Station hat ihre räumlichen, materiellen und auch personellen Eigenheiten. Diese Möglichkeiten und Grenzen geben den Rahmen, welcher für eine realistische Formulierung von individuellen Pflegezielen für den Patienten berücksichtigt werden muss.

Beispiele

Intensivstation

- Eine Intensivstation hat zum Ziel, die lebensnotwendigen Funktionen des Menschen aufrechtzuerhalten. Sobald der Patient aus der akuten Krise heraus ist, wird er auf eine Normalpflegestation verlegt.

chirurgische Station

- Auf einer chirurgischen Station werden Behandlung und Pflege vielleicht auf die Operationsvorbereitung und die unmittelbare Nachbetreuung beschränkt. Falls beispielsweise eine physiotherapeutische Kur notwendig ist, wird der Patient auf eine medizinische Station oder in ein Rehabilitationszentrum verlegt.

Pflegestation

- Das Ziel einer Pflegestation (oder eines Pflegeheims) ist es, den Patienten bis zu seinem Lebensende zu betreuen. Sie will ihm deshalb ein Heim bieten, wo er möglichst seinen Gewohnheiten gemäss menschenwürdig leben kann.

Die Stationsziele geben den Pflegestandard an, welcher vom Pflegepersonal gefordert wird, und ergeben die Kriterien zur Beurteilung der Pflegequalität (siehe Tabelle 2, Kap. 6).

5.22 **Stationshandbücher**

Auf jeder Station sollten eine genaue Beschreibung der gebräuchlichen Pflegemethoden und eine Sammlung der gültigen Pflege- und Behandlungsrichtlinien vorhanden sein, die allen Mitarbeitern zugänglich sind.

5.23 **Patientendokumentationssystem**

Dieses soll die Kontinuität der Information über den Patienten sichern und ihm so eine einheitliche Pflege gewährleisten. Es soll zweckmässige Formulare enthalten, aus denen die verschiedenen Schritte des Krankenpflegeprozesses und der Pflegeverlauf hervorgehen.

5.24 **Gruppenrapporte und interdisziplinäre Besprechungen**

Die regelmässig stattfindenden Gruppenrapporte dienen den Mitgliedern des Pflegeteams dazu, Informationen über die Pflege auszutauschen, die Arbeit zu planen und zu koordinieren sowie die Qualität der Pflege zu beurteilen. Sie sind auch der Rahmen für die Besprechung individueller und gemeinsamer Probleme wie für die Behandlung von Konflikten zwischen den Mitarbeitern.

Im Interesse einer ganzheitlichen Behandlung des Patienten sollten die Mitglieder verschiedener Berufsgruppen (Arzt, Pflegepersonal, Sozialarbeiter, Ergotherapeut, Physiotherapeut, Seelsorger, Psychologe usw.) regelmässige Besprechungen abhalten zwecks gemeinsamer Planung und Koordination ihrer Dienstleistungen und zur Beurteilung der Fortschritte des Patienten. Namentlich die Zusammenarbeit zwischen Arzt und Pflegepersonal sollte so eng sein, dass der Patient die Behandlung und die Pflege als eine Ganzheit erlebt.

5.25 **Arbeitsplanung**

Die Arbeitsplanung sollte so sein, dass den einzelnen Pflegepersonen bestimmte Patienten anvertraut werden, für deren ganzheitliche Pflege sie je nach Qualifikation verantwortlich sind. Ob nun die Station nach dem Gruppen- oder Zimmersystem arbeitet, das Bedürfnis des Patienten nach einer Bezugsperson, die den Verlauf seiner Pflege kennt, muss in jedem Fall berücksichtigt werden. Pflegeplanung bedingt eine Kontinuität der Beziehung zwischen Schwester und Patient. Nur dann ist es möglich, den Patienten und seine Angehörigen so zu kennen, dass sie in die Planung der Pflege miteinbezogen werden können. Die funktionelle Pflege, bei der den Mitarbeitern einzelne Verrichtungen zugeteilt werden, die sie für alle Patienten der gleichen Station ausführen, eignet sich nicht für die Pflegeplanung, wie wir sie in diesem Buch beschrieben haben.

5.26 Dienstplanung

Die Dienstplanung sollte ebenfalls eine Kontinuität in der Präsenz der einzelnen Pflegepersonen und in der Konstanz des Pflegeteams erlauben, was bei Schichtbetrieb und heterogener Zusammensetzung des Pflegeteams nicht leicht zu erreichen ist.

5.27 Regelmässige Standortbestimmungen

Von Zeit zu Zeit sind Standortbestimmungen im Pflegeteam nötig, die der Beurteilung der Pflegequalität auf der Station, der Zweckmässigkeit der Organisation und des Mitteleinsatzes sowie der Einschätzung der Zufriedenheit der Mitarbeiter dienen (siehe Kapitel 6).

5.28 Führungsverhalten der Stationsschwester

Das Arbeitsklima auf einer Station hängt stark vom Führungsverhalten der Stationsschwester ab. Wenn die Mitarbeiter eine kooperative, mitarbeiterorientierte Führung erleben, in der ihre Selbständigkeit und ihre Entscheidungsfähigkeit gefördert werden, sind sie eher bereit und fähig:

- Verantwortung für eine gute Zusammenarbeit zu übernehmen,
- jüngere Mitarbeiter zu fördern,
- eine patientenorientierte Pflege zu gewährleisten.

5.29 Stellenplan

Zur Gewährleistung einer individuellen ganzheitlichen Pflege muss der Stellenplan auf Grund des Abhängigkeitsgrads und des Pflegebedarfs der Patienten berechnet werden. Aus politischen Gründen wird dieser berechnete Stellenplan von der Gesundheitsdirektion nicht immer bewilligt. Ob der Stellenplan schliesslich auch quantitativ und qualitativ genügend besetzt wird, hängt ab vom augenblicklichen Personalmarkt, aber auch von der Motivation des Pflegepersonals, im Spital oder im Pflegeheim zu arbeiten.

Eine befriedigende Arbeits- und Dienstplanung, die sowohl den Bedürfnissen der Patienten wie denjenigen des Personals gerecht wird, ist nur möglich bei genügend besetztem Stellenplan. Das will aber nicht heissen, dass damit gleichzeitig eine hohe Qualitätsstufe der Pflege erreicht wird, denn die Pflegequalität hängt weitgehend von der Motivation und vom Verhalten des Pflegepersonals ab.

Da der Beziehungsaspekt in der Pflege von grosser Bedeutung ist, wird die Art der Pflege, die der Patient bekommt, von der Persönlichkeit der Pflegenden, von ihrem Menschenbild, von ihrer Einstellung zu Leben und Tod, zu Gesundheit und Krankheit zutiefst beeinflusst.

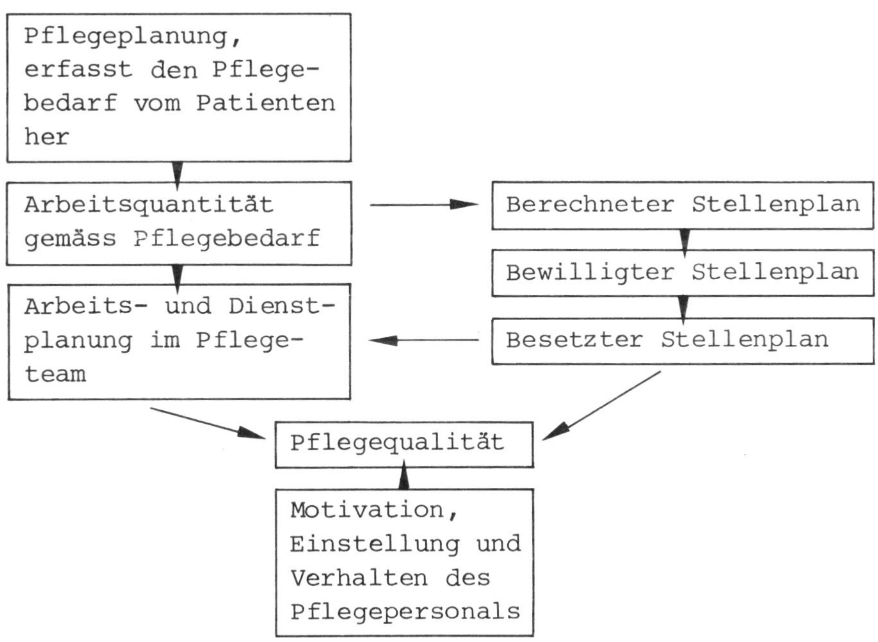

Abbildung 76 Erklärung im Text.

5.3 Voraussetzungen in bezug auf die Stellung des Pflegedienstes im Spital

Der Pflegedienst ist, verglichen mit dem Verwaltungsdienst, dem technischen und dem ärztlichen Dienst, der personalintensivste Sektor im Spital und derjenige, der sich zeitlich am längsten mit dem Patienten befasst. Die Schwester kann aber nur bedingt frei handeln. Sie steht einerseits in enger Zusammenarbeit mit dem Arzt, der ihr Verordnungen erteilt und die Ausführung derselben genau kontrolliert, anderseits ist sie durch administrative Regelungen gebunden und muss sich an einen bestimmten Tagesablauf und verschiedene Fixpunkte halten, zum Beispiel zeitliche Abmachungen mit diagnostischen und therapeutischen Abteilungen, Essens- und Auslieferungszeiten, Arztvisiten, Schichtdienste usw.

Der Patient muss sich ebenfalls weitgehend in den Tagesablauf des Spitals einfügen: Tagesbeginn, Essenszeiten, Arztvisiten, Besuchszeiten, Therapiezeiten, Ausgang usw. Er ist sozusagen Gast in einer Institution, bei welcher er fachliche Hilfe gesucht hat und von der er weitgehend abhängig ist. Er muss notgedrungen einige seiner Gewohnheiten aufgeben.

Die Gefahr besteht, dass eine individuelle Pflegeplanung nicht realisiert werden kann, weil vom Betrieb her Grenzen gesetzt sind.

Da die Tätigkeit des Pflegepersonals den Patienten am direktesten betrifft, sollte die Stellung des Pflegedienstes in einer Institution so sein, dass er überall dort das Recht auf Mitbestimmung geniesst, wo die Interessen des Patienten betroffen werden, also in Bau und Einrichtung der Pflegestation, im Pflegematerialeinkauf, bei der Bettenbesetzung, in der Personalpolitik, bei der Berechnung des Stellenplans, bei Auswahl und Anstellung des Pflegepersonals und bei der Aus- und Weiterbildung desselben.

6. Eine praktische Methode zur Beurteilung der Pflegequalität

6.1 Wovon hängt die Qualität der Pflege ab?

Da die Pflege ein komplexes Geschehen und vielen Einflüssen ausgesetzt ist, scheint es schwierig zu sein, auszusagen, welche Faktoren als direkte Ursache für die Pflegequalität in Frage kommen und wie die Gewichtung dieser Faktoren ist. Die Forschung ist noch nicht so weit fortgeschritten, um genaue Aussagen darüber machen zu können.

Auf einer Station spielen die Umgebung, die baulichen und technischen Einrichtungen, die Qualifikation des Personals, die Organisation, die Informationsübermittlung usw. eine Rolle. Immer wieder wird aber vom Patienten erfahren, dass die technische und fachliche Perfektion nicht ausschlaggebend ist für sein Wohlbefinden.

Im Zusammenhang mit unserem Leitbild der Krankenpflege (siehe Kapitel 1) scheint uns, dass die Haltung und die Einstellung der Menschen, die sich um den Patienten bemühen, für die Qualität der Pflege von grosser Bedeutung sind:

- Das bewusste Tun, das Nachdenken über das Was und das Wie der eigenen Tätigkeit.
- Das bewusste Wahrnehmen der eigenen Person, der Person des anderen und der Beziehung, die sich zwischen beiden abspielt.
- Die Bereitschaft, immer wieder das eigene Tun und Sein in Frage zu stellen und zu revidieren.

Die Qualität der Pflege auf einer Station hängt davon ab, in welchem Grad jeder einzelne und das ganze Pflegeteam sich ihres Tuns bewusst sind, wie sie zwischenmenschliche Beziehungen wahrnehmen und bereit sind, sich selbst und ihre Arbeitsweise zu verändern und weiterzuentwickeln. Da die Haltung des Pflegepersonals direkte Auswirkungen auf das Befinden des Patienten hat, ist es sinnvoll, bei der Beurteilung der Pflegequalität vom Erleben des Patienten auszugehen.

Als Hilfe zur Beurteilung der Pflegequalität hat sich das Stufenmodell bewährt, das ursprünglich 1952 von Reiter und Kakosh[12] in den USA entwickelt wurde und das wir 1975 unseren Bedürfnissen und Gegebenheiten angepasst haben (Tabelle 1).

Tabelle 1

Die Stufen haben grundsätzlich folgende Bedeutung:

Stufe 3:
optimale Pflege

Der Patient und seine Angehörigen sind in die Pflegeplanung miteinbezogen. Der Patient erhält gezielte Hilfe in seiner Anpassung an veränderte Umstände

Stufe 2:
angemessene Pflege

Der Patient erfährt Berücksichtigung der Bedürfnisse und Gewohnheiten, die er äussert.

Stufe 1:
sichere Pflege

Der Patient ist mit dem Nötigsten versorgt. Er ist nicht gefährdet. Er erleidet keinen Schaden.

Das absolute Minimum ist die sichere Pflege.

Stufe 0:
gefährliche Pflege

Der Patient erleidet Schaden oder ist durch Unterlassungen oder Fehler in der Pflege gefährdet.

Standortbestimmung

Jede Station und jedes Pflegeteam sollten von Zeit zu Zeit eine Standortbestimmung über die Qualität der Pflege vornehmen. Das Stufenmodell kann als Hilfsmittel dazu benutzt werden, muss aber der Situation und den Zielen der Station entsprechend angepasst werden. Für jede Stufe müssen eigene Kriterien formuliert werden, die aussagen, was für Forderungen erfüllt sein müssen, damit die Pflege als sicher, angemessen oder optimal eingestuft werden kann. Diese Kriterien lassen sich wiederum vom Leitbild ableiten,

also von der Auffassung, wie eine Station die Pflege begreift. Das Stufenmodell erlaubt keine exakte, quantitativ erfassbare Messung, sondern wird nur qualitative Hinweise geben.
Das Resultat der Beurteilung kann eine Bestätigung für eine Station bedeuten, auf dem guten Weg zu sein, und kann die Motivation zur Aufrechterhaltung einer guten, patientengerechten Pflege verstärken. Es kann aber auch Hinweise auf Probleme geben, die auf dieser Station bestehen. Falls das Resultat unbefriedigend ist, soll im Sinne der Problemlösung vorgegangen und nach den Ursachen geforscht werden. Diese können bei den Pflegepersonen selber liegen, indem sie gewisse Probleme beim Patienten gar nicht wahrgenommen hatten und deshalb auch nichts unternahmen, darauf einzugehen. Die Ursache könnte aber der grosse Arbeitsanfall sein, der die Leistungskraft des Personals übersteigt, oder die Organisation der Arbeit, die eine patientengerechte Pflege gar nicht zulässt, oder der Mangel an geeigneten Einrichtungen und Ausrüstungen.

Die Ursachenanalyse wird gewisse Probleme aufdecken, die im Pflegeteam angegangen werden können, zwecks Verbesserung der Pflegequalität im eigenen Kompetenzbereich.

Qualitätsziele

Das Stufenmodell selber kann wiederum eine Hilfe sein beim Festlegen realistischer Qualitätsziele für die Station. Nicht überall ist es möglich, eine optimale Pflege zu erreichen; dies aus verschiedenen Gründen. Es kann durchaus sein, dass auf der gleichen Station gewisse Aspekte der Pflege auf einer optimalen Stufe, andere wenigstens auf einer sicheren Stufe, einige aber vielleicht auf einer gefährlichen Stufe sind. Es ist anzuraten, vorerst einmal das Ziel der sicheren Pflege zu erreichen, kleine erfahrbare Erfolgserlebnisse zu haben und erst allmählich eine höhere Stufe anzustreben. Unerreichbare Zielsetzungen und allzu hochgesteckte globale Forderungen können beim Pflegepersonal Schuldgefühle erzeugen und zu Entmutigung führen.

Wir stellen nun an Hand von zwei Beispielen das praktische Vorgehen zur Beurteilung je eines ausgewählten Bereiches der Pflege vor, wie dies auf zwei verschiedenen Stationen durchgeführt wurde.

6.2 **Durchführung einer Befragung zur Evaluation der Pflegequalität**

6.21 **Voraussetzungen: Pflegeleitbild und -kriterien**

Als Grundlage für die Beurteilung der Pflegequalität braucht es eine schriftliche Formulierung der dem Spital und/oder der Station entsprechenden Auffassung von der Pflege. Das heisst ein Leitbild der Pflege.

Leitbild

Dieses Leitbild könnte beispielsweise so aussehen:

Absicht und Auffassung der Pflege im Kreisspital Lindental, 30.10.1980

Absicht der Pflege

Absicht der Pflege ist, unsern Patienten eine ihrer Person und ihrer Krankheit angepasste Pflege zu geben.

Auffassung von der Pflege

- Jede Person ist ein einmaliges Wesen, welches einen ihm eigenen Lebensstil hat.
- Physiologische, psychologische und soziale Faktoren können diesen Lebensstil plötzlich verändern.
- Der gesunde Mensch kann sich in der Regel aus eigener Kraft anpassen, das heisst, er findet auch in einer veränderten Lebenssituation seinen ihm eigenen, wenn auch neuen Lebensstil. Oft wird er dabei von Angehörigen und Freunden unterstützt.
- Der kranke Mensch ist oft nicht in der Lage, aus eigener Kraft die nötige Anpassung zu finden. In diesem Fall braucht er Hilfe von Fachleuten. Krankenschwestern (-pfleger) gehören zu den Fachleuten.
- Fast immer kommen die Kranken mit Angst ins Spital. Durch ihre Krankheit sind sie mehr oder weniger abhängig geworden. Beim Eintritt ins Spital verlassen sie ihre gewohnte Umgebung. Der Spitalaufenthalt eines Kranken ist in der Regel, gemessen an der Zeitspanne seines Krankseins und seines Lebens, kurz.
- Die veränderte Lebenssituation und die obenerwähnten ungünstigen Bedingungen (Angst, Kranksein, Abhängigkeit, ungewohnte Umgebung, kurze Zeitspanne) erschweren dem Kranken die Anpassung. Er hat Mühe, im Spital seinen eigenen Lebensstil zu finden.
- Oft muss der Kranke das Spital verlassen, bevor alle Pflegeziele (und Behandlungsziele) erreicht sind, das heisst bevor der Betroffene wirklich in der Lage ist, gemäss seinem gewohnten beziehungsweise neuen, seiner Person angepassten Stil zu leben. In diesem Fall braucht er ausserhalb des Spitals (daheim) weiterhin Pflege.

Folgerungen	- In unserm Spital wollen wir dem Kranken im Zustand von Abhängigkeit und Kranksein helfen, die ihm eigene Anpassung zu finden. - Während dieser Phase unterstützen wir den Kranken in den Aktivitäten seines alltäglichen Lebens, für die ihm im momentanen Zustand die nötigen Kräfte, Kenntnisse und Fähigkeiten fehlen. Dabei wollen wir alle seine vorhandenen Kräfte und Fähigkeiten respektieren und entfalten lassen, bis er vertrauensvoll und unabhängig seinen eigenen, ihm gewohnten Lebensstil wiederaufnehmen kann. - Es ist unser Bestreben, ihm die Lebensgewohnheiten, die für seine Gesundheit verhängnisvoll sind, bewusst zu machen. Er soll auch wissen, mit welchen Hilfen diese Gewohnheiten abgebaut, überwunden werden können. - Wir wollen dem Patienten, dessen Krankheit oder Unfall ein verändertes Leben bedingt, helfen, sich dieser Veränderung anzupassen und seine ihm angepasste Unabhängigkeit und seinen Lebenssinn zu finden. - Braucht der Kranke bei der Entlassung aus dem Spital weiterhin Pflege, wollen wir dafür sorgen, dass diese sichergestellt ist. - Wir wollen den Sterbenden bis zu seinem Tode begleiten und ihm die Würde seines Menschseins wahren. - Miteingeschlossen in diese Auffassung von der Pflege ist die Verantwortung gegenüber Angehörigen und Freunden des Kranken oder Sterbenden im Sinne von unterstützen, beraten und wenn nötig instruieren und schulen.
Kerngedanken	Die Kerngedanken dieses Leitbildes sind folgende: - Berücksichtigung von Lebensgewohnheiten. - Erhaltung und Förderung der Selbständigkeit. - Hilfe zur Anpassung an veränderte Bedingungen. - Aufrechterhaltung und Förderung der Beziehung nach aussen. - Hilfe zum Verständnis von Krankheit, Diagnostik, Therapie und Pflege. - Planung der Pflege.
Kriterien	Von diesen Kerngedanken können entsprechend dem Stufenmodell Kriterien abgeleitet werden, die als Hilfe zur Erfassung der Pflegequalität auf der Station dienen (Tabelle 2).

Tabelle 2

Kriterien zur Beurteilung der Pflegequalität im Spital

Stufe 3: optimale Pflege	Stufe 2: angemessene Pflege	Stufe 1: sichere Pflege (Routinepflege)	Stufe 0: gefährliche Pflege
Berücksichtigung von Lebensgewohnheiten			
Persönliche Gewohnheiten werden berücksichtigt, soweit Krankheit und Zustand (Befinden) des Patienten dies zulassen.	Persönliche Gewohnheiten werden, soweit Patient/Angehörige diese klar zum Ausdruck gebracht haben, möglichst berücksichtigt.	Persönliche Gewohnheiten werden nur berücksichtigt, sofern sie die Routine nicht stören.	Persönliche Gewohnheiten werden nicht berücksichtigt.
Erhaltung und Förderung der Selbständigkeit			
Patient/Angehörige erhalten die auf sie abgestimmte Beratung und Hilfe, welche die Selbständigkeit fördern, das Selbstvertrauen beziehungsweise das Vertrauen in die Pflege und die Behandlung stärken.	Patient/Angehörige erhalten die ihre Selbständigkeit fördernde Beratung und Hilfe, nach denen sie fragen. Das Vertrauen in die Pflege und die Behandlung ist ungestört.	Patient/Angehörige erhalten auf ihre Fragen, welche für sie zur Erhaltung oder Förderung der Selbständigkeit wichtig sind, stereotype Antworten. Das Vertrauen ist gefährdet.	Patient/Angehörige erhalten auf ihre Fragen, welche für sie zur Erhaltung oder Förderung der Selbständigkeit wichtig sind, ausweichende oder keine Auskünfte. Das Vertrauen in Pflege und Behandlung ist gestört.
Hilfe zur Anpassung an veränderte Bedingungen			
Muss ein Patient durch seine Krankheit ganz oder teilweise seine Gewohnheiten aufgeben, erhält er im Prozess der Umstellung/Anpassung so viel Hilfe, dass er neue für ihn sinnvolle Lebensmöglichkeiten ausschöpfen, neue Gewohnheiten aufbauen kann. Schwester und Patient/Angehörige suchen gemeinsam. Der Patient fühlt sich voll akzeptiert, integriert, frei, selbständig.	Muss ein Patient durch seine Krankheit ganz oder teilweise seine Gewohnheiten aufgeben, erhält er auf Krankheit und Zustand abgestimmte Unterstützung, Hilfe und Beratung im Prozess der Umstellung/Anpassung an die neue Lebenssituation. Der Patient fühlt sich akzeptiert, eventuell abhängig.	Muss ein Patient durch seine Krankheit ganz oder teilweise seine Gewohnheiten aufgeben, wird entsprechend den Stationsgewohnheiten und -möglichkeiten routinemässige Hilfe und Unterstützung geleistet. Der Patient fühlt sich abhängig und unter Umständen dem Personal gegenüber als Belastung.	Muss ein Patient durch seine Krankheit ganz oder teilweise seine Gewohnheiten aufgeben, wird nicht erkannt, dass er Hilfe und Unterstützung im Prozess der Umstellung braucht. Der Patient fühlt sich vernachlässigt. Er erleidet unter Umständen physischen/psychischen Schaden.
Aufrechterhaltung und Förderung der Beziehung nach aussen			
Einerseits wird die Aufrechterhaltung der menschlichen Beziehungen nach aussen gefördert, andererseits wird das Bedürfnis nach Ruhe und Stille respektiert.	Die Aufrechterhaltung der menschlichen Beziehungen nach aussen wird ermöglicht und dem Bedürfnis nach Ruhe und Stille wird Rechnung getragen, sofern darum gebeten wird.	Die Aufrechterhaltung der menschlichen Beziehungen nach aussen wird durch Spitalregelungen beschränkt. Das Pflegepersonal hält sich stur an die Vorschriften.	Die Aufrechterhaltung der menschlichen Beziehungen nach aussen wird durch negative Verhaltensweisen des Pflegepersonals und/oder durch stark einschränkende Spitalregelungen erschwert/verunmöglicht. Das Bedürfnis nach Ruhe und Stille wird nicht erkannt/wird ignoriert.
Hilfe zum Verständnis von Krankheit, Diagnostik, Therapie und Pflege			
Patient/Angehörige erhalten eine ihrem Verständnis angepasste Information beziehungsweise Erklärung über Art, Intensität und Zweck der Pflege.	Patient/Angehörige erhalten Information beziehungsweise Erklärung über Art, Intensität und Zweck der Pflege, sofern sie danach fragen.	Patient/Angehörige erhalten stereotype Auskunft über die Pflege, wenn sie danach fragen.	Patient/Angehörige erhalten keine oder unsachliche Informationen über die Pflege.
Planung der Pflege			
Patienten/Angehörige werden bei Zielsetzung, Planung und Beurteilung der Pflege miteinbezogen.	Das Pflegepersonal plant und beurteilt die Pflege.	Die Pflege wird nach Schema ausgeführt.	Die Pflege wird nicht geplant.

6.22 **Bestimmung eines Pflegebereichs zur Beurteilung der Pflegequalität**

Da es kaum je möglich ist, alle Aspekte der Pflege gleichzeitig zu erfassen, empfiehlt es sich, einen abgegrenzten Bereich der Pflege, welcher aus irgendeinem Grunde gerade von besonderem Interesse erscheint, auszuwählen (Tabelle 3).

6.23 **Informationssammlung**

Je nach gewähltem Problembereich müssen entsprechende Instrumente zur Informationssammlung ausgearbeitet werden als Hilfsmittel zu systematischen Beobachtungen oder Befragungen und zur Darstellung der Resultate.

Die Beschaffung der Information geschieht am besten so, dass mehrere Personen an einem bestimmten Stichtag die entsprechenden Gespräche durchführen. Dabei ist darauf zu achten, dass der Arbeitsablauf auf der Station möglichst wenig gestört wird. Deshalb gehört zu einer sorgfältigen Vorbereitung die Information des Pflegepersonals, wobei die günstigsten Zeiten für Gespräche mit diesem zusammen bestimmt werden sollen.

Es ist auch möglich, dass eine Einzelperson die Befragungen vornimmt; in diesem Fall wird sich dann allerdings die Befragung über mehrere Tage erstrecken.

6.24 **Auswertung**

Um die Informationen auszuwerten, wird zweckmässigerweise nach folgendem Schema verfahren:

- Informationen ordnen und zusammenfassen.

- Wenn nötig, Verfassen eines Berichts. Darin sind enthalten:
  a. Informationen über Rahmenbedingungen für die Evaluation (Kriterien, Pflegebereich, Gründe für die Durchführung der Evaluation);
  b. Methoden der Informationssammlung (Anzahl befragter Personen, Art der Befragungen usw.);
  c. Tabellen mit den Resultaten;
  d. allfällige Folgerungen.

- Diskussion des Berichts mit den Beteiligten. Ziel:
  a. Gemeinsame Formulierung von Problemen;
  b. Suche von Lösungsvorschlägen;

c. Einstufung der Pflegequalität (durch Vergleich der Resultate der Informationssammlung mit den Leitbildern und Kriterien);
d. Formulierung von neuen Stationszielen.

Letztere können als motivierendes Führungsinstrument dienen. Dazu sind diese Stationsziele in einem späteren Zeitpunkt für weitere Standortbestimmungen wieder notwendig. Als Illustration sei auf die Abschnitte 6.3 und 6.4 verwiesen.

Tabelle 3

Bestimmung eines Pflegebereichs zur Beurteilung der Pflegequalität

Bereiche, in welchen Probleme und daraus Pflegebedürfnisse entstehen können:

☐ Atmung	
☐ Ausscheidung	Stuhl, Urin, Schweiss, Erbrechen usw.
☐ Bekleidung	Wahl, Anziehen, Ausziehen
☐ Ernährung	Essen, Trinken
☐ Körperpflege	Haut, Haare, Mund, Nase, Augen, Ohren, Nägel, Intimbereich
☐ Mobilität	im Bett, im Raum, im Freien
☐ Ruhe, Schlaf	
☐ Sexualität	
☐ Wärme-, Kältegefühl	
☐ Selbstwertgefühl	Selbstbewusstsein, Selbstvertrauen, Selbstwertschätzung
☐ Stimmung	Gefühle, zum Beispiel Angst, Trauer, Enttäuschung
☐ Verantwortungsfähigkeit	Selbstdisziplin, Entscheidungsfähigkeit
☐ Lernen	Lernwille, Lernfähigkeit
☐ Sinnvolle Zeitanwendung	Beschäftigung, Unterhaltung
☐ Kommunikation:	
Empfang von Sinneseindrücken	Hören, Sehen, Riechen, Tasten, Schmecken
Senden von Informationen	Sprechen, Schreiben, averbale Zeichen
☐ Beziehungen	zu Familie, Freunden, Mitpatienten, Betreuern
☐ Rolle in der Gesellschaft	als Familienmitglied, Berufsangehöriger, Staatsbürger
☐ Kultur	Sitten, Bräuche, Sprache
☐ Religion	Ueberzeugungen, Werte, Vorschriften
☐ Umweltbedingungen, Wohnverhältnisse	
☐ Finanzielle Sicherheit	

Kritische Ereignisse, die dem Patienten besondere Probleme schaffen können:

- ☐ Spitaleintritt
- ☐ Untersuchungen, Diagnosestellung
- ☐ Vorbereitung auf Operation
- ☐ Behandlungen
- ☐ Isolation
- ☐ Verlegung, Entlassung

6.3 **Beispiel 1: Beurteilung der Pflegequalität im Bereich Essgewohnheiten auf einer medizinischen Station**

Auf einer medizinischen Station wurde der Bereich "Ernährung", das heisst "Essgewohnheiten", ausgewählt (siehe Checkliste, Tabelle 3).

6.31 **Informationssammlung**

Als erstes ist die Station mit Hilfe eines entsprechenden Formulars kurz charakterisiert worden (Abbildung 77). Es wurde beschlossen, sowohl die Patienten als auch das Pflegepersonal zu befragen, Beobachtungen während des Essenverteilens und der Arztvisite durchzuführen und die Patientendokumentation in bezug auf Einträge über Essgewohnheiten zu überprüfen.

Die Abbildungen 78 und 79 zeigen ausgefüllte Formulare, wie sie in diesem Fallbeispiel für die Durchführung von Patienten- und Schwesterngesprächen verwendet wurden. Anschliessend wurden diese Gespräche sowie die übrigen Beobachtungen (Essenverteilung, Arztvisite, Patientendokumentation) tabellarisch zusammengefasst (Tabellen 4-6).

6.32 **Bericht**

Da im überschaubaren Bereich einer Station das Verfassen eines eigentlichen Berichts sich erübrigt, wurde in unserem Beispiel auf die Abfassung eines solchen verzichtet. Statt dessen werden für die Diskussion direkt die Unterlagen der Informationssammlung verwendet (Abbildungen 77-79, Tabellen 4-6).

Pflegeplanung

Beschreibung der Station im Rahmen des zu beobachtenden Bereichs

Bereich: *Essgewohnheiten*

Art der Station: *Medizinische Station*

Bettenzahl: *Total 27. In der Gruppe: 13* Pro Zimmer: *4 oder 2*

Zusätzliche Räumlichkeiten für Patienten
(mit Bezug auf den obengenannten Bereich)

keine

Verfügbare Mittel, Systeme, Regeln im obengenannten Bereich

Plateauxsystem (Caldomet®) mit Essenskarten

Wochenmenüplan (Normal- und Diätküche)

Essenszeiten: 7.20 Uhr, 11.20 Uhr, 17.20 Uhr

Zusätzlich Tee verteilen: ca. 14 Uhr, 19.00 Uhr

Auf dieser Station besteht keine Möglichkeit, die Speisen warmzuhalten oder zu erwärmen.

Getränkeautomat zwei Stockwerke tiefer (50 Rappen pro Becher, kalt oder warm)

Kiosk einen Stock tiefer (kalte Getränke und Süssigkeiten)

Pflegepersonal: *Pflegegruppe: zwei diplomierte Schwestern und eine Schwesternhilfe pro halbe Station*

Pro Kategorie:

Pflegesystem: *Gruppenpflege*

Pflegerapportsystem: *Kardex®, Kurve getrennt*

Abteilungsrapport täglich

Abbildung 77 Legende: Seite 214.

Pflegeplanung

Fragebogen

Bereich: *Essgewohnheiten*

Patient Nr.: *3* Geschlecht: *W* Alter: *72 J.* Beruf: *Hausfrau*

Religion: *Adventist* Angehörige: *Ehemann* Nationalität: *Schweizerin*

Diagnose: *Mamma-Ca/Bestrahlungstherapie*

Aufenthaltsdauer im Spital: *5 Tage*

Momentanes Zustandsbild: *Selbständig*

1. Gewohnheiten daheim (mit Bezug auf obigen Bereich)

Vor Erkrankung: *Isst kein Fleisch, keine Eierspeisen. Zum Zvieri Tee, Zwieback, Gipfeli oder ähnliches. Schaut darauf, nicht untergewichtig zu werden.*

Vor Spitaleintritt: *Muss eiweissreich essen. Zum Frühstück Müesli mit Quark, Früchte.*

2. Kennt die Schwester diese Gewohnheiten? *Nein*

Patient hat von sich aus gemeldet:

Schwester hat danach gefragt:

3. Welche Gewohnheiten (mit Bezug auf obengenannten Bereich) müssen im Spital eingeschränkt werden? *Alle oben genannten*

aufgegeben werden?

4. Gründe: *Will sich anpassen, da sie nur einige Tage im Spital bleiben muss.*

Vermutungen:

5. Umstellung/Anpassung an neue Gewohnheiten ist schwergefallen: *ja*

Warum? *Leidet unter schlechtem Appetit und schlechtem Gewissen, da sie gegen ihre religiösen Vorschriften verstösst. Getraut sich nicht, diese auszusprechen.*

Ist leichtgefallen:

Warum?

6. Hilfe bei Umstellung/Anpassung an neue Gewohnheiten durch wen? *Keine*

Wie?

7. Vorschläge, wie Gewohnheiten im Spital berücksichtigt werden können:

Patient sollte über Gewohnheiten befragt werden.

Wie bei Umstellung/Anpassung geholfen werden kann:

Abbildung 78

Legende: Seite 214.

Fragebogen

Schwester: *Stationsschwester und Gruppenschwester*

Bereich: *Essgewohnheiten*

Betrifft Patient: *Alle der Gruppe*

1. Welche Gewohnheiten daheim (mit Bezug auf obigen Bereich) sind vom Patienten bekannt?

Vor Erkrankung: *Keine*

Vor Spitaleintritt: *Keine*

2. Gewohnheiten hat Patient von sich aus mitgeteilt

Nur in zwei Fällen meldeten die Patienten, dass sie etwas nicht essen mögen.

Schwester hat nach Gewohnheit gefragt: *Nie*

3. Welche Gewohnheiten (mit Bezug auf obigen Bereich) müssen im Spital eingeschränkt werden? *Fast alle*

aufgegeben werden?

4. Gründe: *Essenszeiten müssen von der Organisationsstruktur her eingehalten werden. Gewünschte Aenderungen stossen auf Schwierigkeiten (Wunschkost nur mit Oberarzt-Unterschrift und ähnliche)*

5. Umstellung/Anpassung an neue Gewohnheiten ist dem Patienten schwergefallen

Warum?

Ist dem Patienten leichtgefallen: *In der Regel ja*

Warum?

6. Hilfe bei Umstellung/Anpassung an neue Gewohnheiten durch wen? *Keine*

Wie?

7. Vorschläge, wie Gewohnheiten in die Pflege einbezogen werden können:

Küchenpersonal könnte einmal in der Woche durch die Zimmer gehen und mit den Patienten über das Essen reden.

Wie bei der Umstellung/Anpassung geholfen werden kann

Patienten könnten bei Eintritt über ihre Essgewohnheiten befragt werden.

Abbildung 79 Legende: Seite 214.

Tabelle 4 — Zusammenfassung von Gesprächen mit Patienten (Beispiel 1 der Beurteilung der Pflegequalität, Bereich Essgewohnheiten)

Befragte Patienten:	12 (9 weiblich, 3 männlich)
Alter:	zwischen 32 und 84 Jahren
Aufenthaltsdauer im Spital:	zwischen 3 und 74 Tagen
Religion:	Reformierte, Katholiken, Adventisten

1. Gewohnheiten daheim	Abneigung gegen spezielle Speisen	8 Patienten
	Vorliebe für spezielle Speisen	4 Patienten
	Besonderheiten	9 Patienten
	zeitliche Gewohnheiten und andere mehr	
2. Kennt die Schwester diese Gewohnheiten?	Von 3 Patienten ja, von 9 Patienten nein.	
	Patient hat von sich aus gemeldet	2x
	Schwester hat danach gefragt	1x
3. Gewohnheiten mussten im Spital	eingeschränkt werden	10x
	aufgegeben werden	2x
4. Gründe	Vorhanden	3x
	Vermutungen	0x
5. Umstellung/Anpassung an neue Gewohnheiten	ist schwergefallen	2x
	ist leichtgefallen	10x
Warum leichtgefallen?	Patient passte sich stillschweigend an	8x
	Patient kannte den Grund	3x
6. Hilfe bei Umstellung/ Anpassung	Keine	8x
	Durch Angehörige	4x
7. Vorschläge, wie Gewohnheiten im Spital berücksichtigt werden können	Keine	6x
	Patient fragen	6x

Tabelle 5 Zusammenfassung der Beobachtungen aus der Patientendokumentation zum Beispiel 1: Beurteilung der Pflegequalität (Bereich Essgewohnheiten)

	Pflegebericht	Diätverordnung
Patient 1	Hat schlechten Appetit (2x)	1/2 A (Normal)
Patient 2	-	A 1
Patient 3	-	A 1
Patient 4	-	1000 Kalorien
Patient 5	Parenterale Ernährung wird abgebaut	1/2 B (leicht)
Patient 6	Isst und trinkt vermehrt unter Anleitung	B mit püriertem Fleisch
Patient 7	-	A 1 + 3 Joghurt
Patient 8	-	600 Kalorien
Patient 9	-	EW-reich, salzarm
Patient 10	Ist nicht zufrieden mit der 1000-Kalorien-Diät	1000 Kalorien ohne Gurken
Patient 11	-	Breikost
Patient 12	-	A 1

Tabelle 6

Protokoll über die direkten Beobachtungen zum Beispiel 1: Beurteilung der Pflegequalität (Bereich Essgewohnheiten)

1. Beobachtungen beim Morgenessen

Patient 1

Erhielt ihre obere Zahnprothese nicht. Als sie das Brot nicht beissen konnte, verlangte sie bei der Beobachterin ihre Prothese.

Patient 2

Keine besonderen Vorkommnisse.

Patient 3

Keine besonderen Vorkommnisse.

Patient 4

Der Hilfspfleger fragte die Patientin, wie sie ihr Ei gekocht haben möchte. Das Ei wurde später gebracht.

Patient 5

Patient wurde angepasst betreut.

Patient 6

Wurde durch zwei Pflegepersonen hochgezogen. Patientin verschüttete Milch, da ihr das Krüglein zu schwer war. Erhielt ein Gipfeli statt des sehnlichst erwünschten Schwarzbrotes.

Patient 7

Keine besonderen Vorkommnisse.

Patient 8

Erhielt statt eines weichgekochten ein ungekochtes Ei, das sie nicht ass. Beim Abräumen fragte die Schwester zweimal, ob die Patientin jetzt noch ein gekochtes Ei möchte, was die Patientin aber verneinte.

Tabelle 6 Fortsetzung.

Patient 9

Keine besonderen Vorkommnisse.

Patient 10

Erhielt das Ei, als das Morgenessen schon abgeräumt war.

Patient 11

Erhielt die gewärmte Milch (zwei Krüglein) ungefähr 10 Minuten, nachdem er den Zwieback erhalten hatte. Konnte den Zwieback nur mit Mühe beissen, da er keine oberen Zähne und Prothese besitzt. Die Schwester empfahl ihm, den Zwieback einzuweichen.

Patient 12

Keine besonderen Vorkommnisse.

Allgemein

Das Essen wurde überall korrekt vor den Patienten hergerichtet. Das Besteck wurde zweckmässig auf das Tablett gelegt.

Tabelle 6 Fortsetzung.

2. Beobachtungen bei der Arztvisite in bezug auf Essen, Diäten und Essgewohnheiten

Patient 3

Die Patientin wurde über ihr pathologisches Blutbild informiert. Sie fragte, ob man mit dem Essen dieses Ergebnis positiv beeinflussen könnte. Der Arzt gab ihr zur Antwort, dass dies nicht möglich sei. Vitamine seien hier empfehlenswert.

Patient 5

Arzt fragte sie, ob sie jetzt mehr essen möge. Patientin bejahte, sie habe zwei Stück Brot zum Frühstück gegessen.

Patient 8

Arzt fragte die Patientin, ob sie wisse, wie es mit der Diät funktioniere. "Jedes Kilogramm, welches Sie abnehmen, tut Ihrem Rücken gut", sagte der Arzt. Die Schwester informierte, dass heute nachmittag eine Diätberatung für 1000 Kalorien pro Tag vorgesehen sei. Die Patientin esse hier jetzt eine 600-Kalorien-Diät.

Der Arzt informierte sie, dass sie einen leicht erhöhten Blutzuckerspiegel habe. Jedes verlorene Kilo Körpergewicht erhöhe die Chance, dass sie dafür keine Therapie benötige.

Patient 12

Arzt informiert den Patienten, dass er ein fingerbeerengrosses Ulkus habe. Er solle Diät halten.

6.33 **Diskussion der Resultate mit den Beteiligten**

6.331 **Problemerfassung**

Wir stellen fest, dass zwischen den (unausgesprochenen und ausgesprochenen) Wünschen und der Situation im Spital eine grosse Diskrepanz besteht.

Wir stellen weiter fest, dass das Gebiet der Essgewohnheiten zu wenig berücksichtigt wird.

Durch das vermehrte Einbeziehen der Essgewohnheiten könnte unserer Meinung nach der Spitalaufenthalt für den Patienten angenehmer gestaltet werden.

Die Patienten wollen dem Pflegepersonal keine Umstände machen.

Die Schwester erwartet, dass der Patient seine Bedürfnisse von sich aus äussert.

Eine Schwester äusserte sich, dass bei den selbständigen Patienten die Essgewohnheiten mehr vernachlässigt werden als bei Schwerkranken.

Beim Abräumen der Plateaux wird auf die Kontrolle der zurückgebliebenen Speisen zu wenig Wert gelegt.

Die Verordnung, dass eine Wunschkost nur auf Anordnung des Oberarztes bestellt werden kann, erschwert dem Pflegepersonal das Eingehen auf die Patientenwünsche.

Gewünschte Menüänderungen werden teilweise durch die Küche nicht oder mangelhaft ausgeführt.

Die Patienten kennen den Wochenmenüplan nicht.

6.332 **Problemlösungsvorschläge**

Gezielte Fragen an den Patienten über seine Essgewohnheiten. Mittel: Fragen beim Abräumen (auf zurückgebliebene Speisen ansprechen), Pflegeanamnese (zum Beispiel Fragebogen); Eintrittsgespräch mit der Schwester.

Mit Oberschwester, Oberarzt und Küchenchef Probleme besprechen, gemeinsam nach Lösungen suchen, zum Beispiel: Der Wochenmenüplan ist für die Patienten gut sichtbar auf der Station aufzuhängen. Es ist zu prüfen, ob auf kurzfristige Wünsche (an Hand des Menüplans) der Patienten eingegangen werden könnte.

6.333 **Einstufung der Pflegequalität (nach der Tabelle 2)**

Gesamtbeurteilung

Vorwiegend Stufe 1 (Routinepflege), jedoch sind auch Merkmale der Stufen 0 und 2 vorhanden.

Begründung

Stufe 0:
- Keine Bedürfniserfassung.
- Keine Beratung.
- Keine Berücksichtigung von persönlichen Gewohnheiten.
- Keine Planung, da Gewohnheiten unbekannt.

Stufe 1:
- Routinemässige Hilfe bei krankheitsbedingten Aenderungen.
- Der Patient fühlt sich vom Pflegepersonal abhängig.
- Die Patienten fühlen sich teilweise dem Personal gegenüber als Belastung.

Stufe 2:
- Die Aufrechterhaltung der Beziehungen nach aussen (zum Beispiel Kaffee bringen) durch Angehörige wird ermöglicht.

6.334 **Stationsziel für den Bereich Essgewohnheiten**

Wir möchten auf unserer Station

- dem Patienten ermöglichen, seine Essgewohnheiten soweit als möglich beizubehalten;
- dem Patienten durch angepasste Information helfen, unumgängliche Einschränkungen zu verstehen und zu bejahen;
- die Beziehung des Patienten zur Aussenwelt durch die Einbeziehung seiner Angehörigen in die Pflege fördern.

6.34	<u>Zeitliche Beanspruchung für 4 Befrager/Beobachter</u>		
Vorbesprechung	Besprechung und Planung der Organisation		1 Std.
	Als Grundlage werden das Leitbild und die Kriterien von Seite 176 und 178 benützt. Als Instrumente konnten schon vorhandene Fragebogen und Raster verwendet werden.		
Vorbereitung und Planung auf der Station	Am Vorabend durch eine Person		1 1/2 Std.
Durchführung	- Gesprächszeit pro Patient	1/2 Std.	
	- Gesprächszeit mit Schwester pro Patient	1/4 Std.	
	- Informationssammlung aus Patientendokumentation pro Patient	1/4 Std.	
	- Total pro Patient	1 Std.	
	- Jeder der Vierergruppe braucht für 3 Patienten		3 Std.
Beobachtungen beim Morgenessen	Pro Beobachter		1/2 Std.
Beobachtungen bei der Arztvisite	Pro Beobachter		1 Std.
Auswertung	- Ordnen, Zusammenfassen der Daten - Stellungnahme zu den Ergebnissen - Problemerfassung - Problemlösungsvorschläge - Einstufung der Pflegequalität - Formulierung der Stationsziele		3 Std.
	- Total pro Person		8 1/2 Std.
	- Davon 1 Person		10 Std.

6.4 **Beispiel 2: Beurteilung der Pflegequalität im Bereich Information des Patienten in bezug auf Untersuchungen auf einer medizinischen Station**

Auf einer medizinischen Station (Beschreibung Abbildung 80) in einem Akutspital wurde der Bereich "Information des Patienten in bezug auf Untersuchungen und Diagnosestellung" ausgewählt (siehe Tabelle 3, Seite 181).

6.41 **Informationssammlung**

Für diesen Fall haben die Schwestern als Gesprächsleitfaden einen strukturierten Fragebogen mit möglichen Antworten aufgestellt (Abbildung 81). Mit dessen Hilfe können dem Patienten im Gespräch offene Fragen gestellt werden. Seine Antworten werden dann sinngemäss angekreuzt.

Pflegeplanung

Beschreibung der Station im Rahmen des zu beobachtenden Bereichs

Bereich: *Information in bezug auf Untersuchungen*

Art der Station: *Medizin*

Bettenzahl: *Total 30 auf 2 Etagen* Pro Zimmer: *zweimal 5, zweimal 2, einmal 1 pro Etage*

Zusätzliche Räumlichkeiten für Patienten
(mit Bezug auf den obengenannten Bereich)

Untersuchungszimmer, Badezimmer, kleiner Aufenthaltsraum

Verfügbare Mittel, Systeme, Regeln im obengenannten Bereich

Für Patienten keine

Für Schwestern: verschiedene Schemas, medizinische Fachbücher

Pflegepersonal:

Total: *12*

Pro Kategorie: *6 diplomierte Schwestern, 4 Schülerinnen (4. und 6. Semester), 2 Spitalgehilfinnen*

Pflegesystem: *Gruppenpflege*

Pflegerapportsystem: *Einzelne Pflegemappen pro Patient mit Karteireiter. Gruppenrapport*

Abbildung 80 Legende: Seite 214.

Patienten Nr.	1	2	3	4	5	6	7	8	9	10	11	12	13	14	15	Total
Mitpatienten	1	4	4	4	0	1	1	3	3	1	0	4	4	4	4	
Alter	73	66	73	85	61	67	84	90	67	77	76	77	70	71	55	
Auskunftsfähig	+	+	+	+	+	+	+	+	+	+	+	+	+	+	+	15

1. Welche Untersuchungen hatten Sie?

Status	+	+	+	+	+	+	+	+	+	+	+	+	+	+	+	15
Blut	+		+					+				+				4
Röntgen						+			+			+				3
Magen				+			+								+	3
Rektal																0
Vaginal																0
Punktion										+			+			2
EKG																0
Andere			+	(Ohren)												1

2. Von wem wurden Sie über die Untersuchung informiert/aufgeklärt?

Hausarzt						+					+					2
Spitalarzt		+	+	+	+		+			+			+			7
Schwester	+							+	+			+		+	+	6
Familie																0
Mitpatient																0
Andere																0

3. Wann wurden Sie informiert?

Während der Visite		+		+				+	+			+		+		6
Während einer Handlung	+		+			+	+			+	+					6
Bei Extrabesuch								+					+		+	3
Lange vor Untersuchung		+	+		+	+			+	+				+	+	8
Unmittelbar vor Untersuchung		+		+			+	+			+	+	+			7
Während Untersuchung																0

4. Wie wurden Sie informiert?

Im Monolog	+		+	+		+				+	+			+		7
Im Dialog		+			+		+	+	+			+	+		+	8

Abbildung 81 Legende: Seite 214.

Patienten Nr.	1	2	3	4	5	6	7	8	9	10	11	12	13	14	15	Total
Alter	73	66	73	85	61	67	84	90	67	77	76	77	70	71	55	
Auskunftsfähig	+	+	+	+	+	+	+	+	+	+	+	+	+	+	+	15
5. Wer hat die Entscheidung für die Untersuchung getroffen?																
Arzt	+	+	+	+	+	+	+	+	+	+	+	+	+	+	+	15
Patient							+					+			+	3
Angehörige																0
Weiss nicht																0
6. Wie fühlten Sie sich während der Information?																
Sicher											+					1
Unsicher																0
Vertrauend			+		+	+	+			+						5
Misstrauend												+				1
Ruhig										+	+		+			3
Aengstlich									+			+		+	+	4
Ernst genommen																0
Nicht ernst genommen																0
Muss sich fügen	+	+		+				+								4
7. Wie fühlten Sie sich nach der Information?																
Sicher																0
Unsicher				+												1
Vertrauend			+		+	+	+				+					5
Misstrauend																0
Ruhig					+	+	+			+	+		+			6
Aengstlich									+			+		+	+	4
Ernst genommen										+						1
Nicht ernst genommen																
Muss geschehen lassen	+	+						+								3

Abbildung 81 Fortsetzung.

Patienten Nr.	1	2	3	4	5	6	7	8	9	10	11	12	13	14	15	Total
Alter	73	66	73	85	61	67	84	90	67	77	76	77	70	71	55	
Auskunftsfähig	+	+	+	+	+	+	+	+	+	+	+	+	+	+	+	15
8. Wieviel verstanden Sie von der Untersuchung?																
a. von der Durchführung																
Verständnis vollständig				+	+	+	+	+		+	+		+		+	9
Verständnis halb	+		+											+		3
Verständnis keines		+							+			+				3
b. vom Zweck der Untersuchung																
Verständnis vollständig				+	+	+	+			+	+		+	+	+	9
Verständnis halb	+	+	+						+							4
Verständnis keines								+				+				2
9. Wie erlebten Sie die Untersuchung?																
Gemäss den Informationen				+	+	+	+			+						5
Mit Ueberraschung positiv								+								1
Mit Ueberraschung negativ	+								+			+				3
Mit Angst																0
Mit Vertrauen			+		+						+		+	+	+	6
Mit Unbehagen		+														1
10. Welche Erfahrungen machten Sie nach der Untersuchung?																
Befreiung	+	+	+	+		+			+	+	+	+		+	+	11
Komplikationen													+			1
Schmerzen					+			+								2
Angst																0
Ungewissheit							+									1

Abbildung 81 Fortsetzung.

Patienten Nr.	1	2	3	4	5	6	7	8	9	10	11	12	13	14	15	Total
Alter	73	66	73	85	61	67	84	90	67	77	76	77	70	71	55	
Auskunftsfähig	+	+	+	+	+	+	+	+	+	+	+	+	+	+	+	15
11. Wann erfuhren Sie das Resultat der Untersuchung?																
Während der Untersuchung					+						+		+	+		4
Unmittelbar nach Untersuchung				+			+								+	3
Einige Zeit nach Untersuchung			+			+			+	+		+				5
Ueberhaupt nicht	+	+						+								3
12. Durch wen erfuhren Sie das Resultat?																
Arzt			+	+	+	+	+		+	+		+	+	+	+	11
Schwester											+					1
Angehörige																0
Andere																0
13. Was bedeutet das Resultat für Sie?																
Befreiung			+	+	+	+	+			+	+			+		8
Angst, Bedenken									+			+			+	3
Enttäuschung													+			1
14. Mit wem konnten Sie über Ihre Angstgefühle sprechen?																
Arzt									+			+				2
Schwester															+	1
Angehörige	+	+			+	+	+	+		+	+			+		9
Mitpatienten																0
Andere			+													1
Niemand				+									+			2
15. Welche Voraussetzungen sind nötig, um die Belastungen ertragen zu können?																
Freundlichkeit des Personals				+		+										2
Richtige Behandlung	+				+		+					+			+	5
Innere Kräfte: z.B. Hoffnung		+						+	+							3
Mut			+	+						+			+			4
Glaube											+			+		2

Abbildung 81 Fortsetzung.

6.42 **Diskussion der Resultate mit dem Pflegepersonal**

Das Gespräch mit dem betroffenen Pflegeteam brachte folgende Diskussionspunkte:

6.421 **Stellungnahme zu den Beobachtungen**

Die Schwester spielt eine wichtige Rolle in der Informationsübermittlung. Als Bezugsperson in der Auseinandersetzung und der Verarbeitung der Aengste wird sie dagegen kaum gewählt.

Es ist auffallend, wie die Patienten die Information über sich ergehen lassen, sich wohl abhängig fühlen, dabei aber grosses Vertrauen haben.

Die Aengste konzentrieren sich auf mögliche Schmerzen und schlechte Resultate.

Es ist erfreulich, dass drei Fünftel der Patienten Sinn und Zweck, auch die Art und Weise der Untersuchungen verstehen und die Notwendigkeit der Untersuchung einsehen.

Auch ist es erfreulich, dass ein Drittel der Patienten den Untersuchungsablauf mit seinen Begleiterscheinungen gemäss der Information erleben und im nachhinein sich befreit fühlen, sofern die Resultate positiv ausfallen.

Bedenklich scheint uns die Tatsache, dass fast die Hälfte der Patienten die Resultate nicht spontan erfahren.

Die Patienten bedauern, dass im Gegensatz zu den Aerzten die Schwestern nicht spontan Auskunft geben über Resultate, welche in ihrem Aufgaben- und Kompetenzbereich anfallen. Sie finden, dass diese für ihr tägliches Leben und für die Mitarbeit im Heilungsprozess ebenso bedeutungsvoll sind.

6.422 **Problemerfassung**

A Unbehagen der Patienten, von den Schwestern im Rahmen der ihnen zustehenden beruflichen Kompetenz nicht genügend Auskunft zu erhalten.

Unsicherheit der Schwestern in der Abgrenzung der eigenen Kompetenz sowie in der Handhabung der Auskunftserteilung. (Wem darf wann und wie Auskunft gegeben werden?)

C Die Schwester wird als Bezugsperson zur Verarbeitung und Auseinandersetzung von Aengsten kaum gewählt.

6.423 Problemlösungsvorschläge

Zu A und B:
Mit Aerzten und Behandlungsteam Kompetenzbereiche klären.
Grundsätzliche Haltung in bezug auf Information klären.

Sich beim Patienten erkundigen,
- welche Informationen für ihn wichtig sind;
- welche Kenntnisse er hat;
- wie er mit ihm bekannten Abweichungen von normalen Werten gewöhnlich umgeht.

Abwägen, ob eine Information über ein schwerwiegendes Resultat für den Patienten im jetzigen Zustand wichtig und günstig ist.

Jeweils klären, wer das Resultat wann mitteilt und wer ihn in der Auseinandersetzungs- und Verarbeitungsphase begleitet.

Zu C:
Dem Patienten nicht durch Worte und Gesten das Gefühl geben, dass wir nie Zeit haben.
Verbale und averbale Zeichen von Angst ernst nehmen, akzeptieren.
Wenn es aus zeitlichen und aus persönlichen Gründen möglich ist, auf Zeichen eingehen.
Wenn Patient Aengste klar äussert, mit ihm darüber sprechen.

6.424 Einstufung der Pflegequalität (nach Tabelle 2, Seite 178)

Die Qualität der Information in bezug auf Untersuchungen und Diagnosestellung kann folgendermassen eingeschätzt werden:

bei 9 Patienten Stufe 3,
bei 3 Patienten Stufe 1,
bei 3 Patienten Stufe 0.

6.425 **Stationsziele für den Bereich Information in bezug auf Untersuchungen und Diagnosestellung**

Auf unserer Station möchten wir
- die Information in bezug auf Untersuchungen so geben, dass der Patient sie verstehen, sich mit ihr auseinandersetzen kann;
- jeweils abklären, wer die Information übernimmt;
- dem Patienten Gelegenheit geben, Unklarheiten und Aengste in bezug auf die Untersuchungen auszusprechen;
- die Untersuchungsergebnisse dem Patienten/Angehörigen spontan so mitteilen, dass sie für ihn wertvoll und tragbar sind;
- diesebezüglich in engster Beziehung mit den Aerzten zusammenarbeiten.

6.43	Zeitliche Beanspruchung für 3 Befrager	
Vorbesprechung	Besprechung und Planung der Organisation	1½ Std.
	Als Grundlage werden das Leitbild und die Kriterien von Seite 176 benutzt. Als Instrument wird ein strukturierter Fragebogen mit möglichen Antworten aufgestellt (Abbildung 81)	3 Std.
Vorbereitung und Planung auf der Station	Am Vorabend durch eine Person	1 Std.
Durchführung	- Gesprächszeit pro Patient ½ Std.	
	- Jeder der 3 Befrager braucht für 5 Patienten	2½ Std.
Auswertung	- Zusammenfassen der Daten - Stellungnahme zu den Ergebnissen - Problemerfassung - Problemlösungsvorschläge - Einstufung der Pflegequalität - Formulierung der Stationsziele	3 Std.
	- Total pro Person	9 Std.
	- Davon 1 Person	10 Std.

7. Weiterführende Literatur

7.1 Allgemeine Werke

1. von Bertalanffy, L.: General System Theory. Harmondsworth (Middlesex, England) und Ringwood (Victoria, Australien): Penguin University Books, 1973.

2. Hill, W., Fehlbaum, B., Ulrich, P.: Organistionslehre, Vol. 2, Ziele, Instrumente und Bedingungen der Organisation sozialer Systeme. Bern: Haupt, 1974.

3. Juchli, L.: Allgemeine und spezielle Krankenpflege, 3. Auflage. Stuttgart: Thieme, 1979.

7.2 Theorien der Krankenpflege

4. Abdellah, F., et al.: Patient-centered Approaches to Nursing. New York: Macmillan, 1968.

5. Henderson, V.: Grundregeln der Krankenpflege. Genf, Weltbund der Krankenschwestern, 1963.

6. King, I.: Toward a Theory for Nursing. New York: Wiley, 1971.

7. Levine, M.E.: An Introduction to Clinical Nursing. 2. Auflage. Philadelphia: Davis, 1973.

8. Nightingale, F.: Ratgeber für Gesundheits- und Krankenpflege, 2. Auflage. Leipzig: Brockhaus, 1877.

9. Orlando, I.: The Dynamic Nurse-patient Relationship. New York: Putnam, 1961.

10. Peplau, H.: Interpersonal Relations in Nursing. New York: Putnam, 1952.

11. Poletti, R.: Les soins infirmiers. Théories et concepts. Paris: Le Centurion, 1978.

12. Reiter, F., Kakosh, M.: Quality of Nursing Care. A Report of a Field Study to Establish Criteria (1950-1954). New York: Graduate School of Nursing, 1963.

13. Rogers, M.: The Theoretical Basis of Nursing. Philadelphia: Davis, 1970.

14. Roper, N., Logan, W.W., Tierney, A.J.: The Elements of Nursing. Edinburg: Livingstone, 1980.

15. Roy, C.: Introduction to Nursing, an Adaptation Model. Englewood Cliffs: Prentice Hall, 1976.

16. Travelbee, J.: Interpersonal Aspects of Nursing, 2. 2. Auflage. Philadelphia: Davis, 1971.

7.3 Einige Standardwerke über den Krankenpflegeprozess

17. Kratz, C. (Ed.): The Nursing Process. London: Baillière Tindall, 1979.

18. Little, D.E., Carnevali, D.L.: Nursing Care Planning, 2. Auflage. Philadelphia: Lippincott, 1976.

19. Mayers, M.G.: A Systematic Approach to the Nursing Care Plan, 2. Auflage. New York: Appleton Century Crofts, 1978.

20. Sundeen, S.J., et al.: Nurse-client Interaction. Implementing the Nursing Process. St. Louis: Mosby, 1976.

21. Vaughan-Wrobel, B.C., Henderson, B.: The Problem-oriented System in Nursing. St. Louis: Mosby, 1976.

22. Yura, H., Walsh, M.B.: The Nursing Process, 2. Auflage. New York: Appleton Century Crofts, 1973.

7.4 Medizinische Werke

23. Joraschky, P., Köhle, K.: Maladaptation und Krankheitsmanifestation. Das Stresskonzept in der psychosomatischen Medizin; in: Lehrbuch der psychosomatischen Medizin, pp. 170-196. Ed. T. von Uexküll. München: Urban & Schwarzenberg, 1979.

24. Schäfer, H.: Zur neuen Theorie der Medizin; in: Medizin - Mensch - Gesellschaft, Vol. 4, pp. 210-216. Stuttgart: Enke, 1979.

25. von Uexküll, T. (Ed.): Lehrbuch der psychosomatischen Medizin. München: Urban & Schwarzenberg, 1979.

7.5 Beziehungen Schwester-Patient

26. Byrne, P.S., Long, B.E.L.: Einübung in helfende Interaktionen. Vorbereitung und Einführung in die Berufsausübung für Aerzte, Therapeuten, Schwestern, Pfleger, Sozialarbeiter. Basel: Reinhardt, 1978. (Original: Learning to Care. London: Churchill-Livingstone, 1975.)

27. Piper, H.C.: Gespräche mit Sterbenden. Göttingen: Vandenhoeck & Ruprecht, 1977.

28. Piper, I., Piper, H.C.: Schwestern reden mit Patienten. Ein Arbeitsbuch für Pflegeberufe im Krankenhaus. Göttingen: Vandenhoeck & Ruprecht, 1979.

29. Quenzer, R.: The Development of Patient-centered Behaviour Patterns in Nurse Training. Masters Thesis, Manchester University, 1974.

30. Schneider, W.: Der schwierige? Patient. Basel, Editiones 'Roche', 1978.

31. Weber, W.: Wege zum helfenden Gespräch. Basel: Reinhardt, 1976.

Anmerkung der Verfasser

In unserem Buch sind wir nur am Rande auf religiös/geistliche Bedürfnisse des Patienten eingegangen (siehe Seiten

Für Schwestern/Pfleger, welche sich intensiver mit diesem Bereich von Menschsein auseinandersetzen möchten, empfehlen wir nachstehende aus dem Amerikanischen übersetzte Neuerscheinung. Darin versuchen die Autoren, aus einer christlichen Haltung heraus und in Anwendung des Pflegeprozesses, den Patienten mit seinem spezifischen Bedürfnis zu verstehen und darauf einzugehen.

Fish, S., Shelly, J.A.: Ein Kranker braucht mehr als Tabletten. Das helfende Gespräch am Krankenbett. Wuppertal: Brockhaus, 1981.

Legenden zu den Abbildungen

Abbildung 1 — Beispiel für ein Patientendokumentationsblatt (medizinischer Teil).

Abbildung 2 — Beispiel einer Checkliste zur Informationssammlung. Die oben aufgeführten Bereiche sollen nach folgenden Kriterien eingeschätzt werden:
1. Grad der Selbständigkeit: 1 = selbständig, 2 = teilweise hilfsbedürftig, 3 = vollständig hilfsbedürftig.
2. Bisherige Lebensgewohnheiten, vorhandene Fähigkeiten und Möglichkeiten (Ressourcen) von Patient und Angehörigen, die für die Lösung der Probleme von Bedeutung sein können, bisherige Anpassungsversuche an Veränderungen.
3. Bedeutung des Zustandes für Patient und Angehörige im gegenwärtigen Zeitpunkt und Lebensabschnitt des Patienten. Entsprechende Erwartungen.

Abbildung 3 — Beispiel für ein ausgefülltes Formular zur Erfassung der Probleme und Ressourcen eines Patienten: 46jähriger Mann, Familienvater, zwei schulpflichtige Kinder, Hobbysportler, erneut hospitalisiert wegen Lungenembolie, acht Tage nach problemloser Meniskusoperation.

Abbildung 4 — Beispiel für den medizinischen Teil einer Patientendokumentation.

Abbildung 5 — Beispiel für den pflegerischen Teil einer Patientendokumentation (Probleme und Ressourcen des Patienten, Pflegeziele sowie Pflegeplan). Ein Originalexemplar dieses Formulars ist diesem Buch beigelegt.

Abbildung 6 — Beispiel für den pflegerischen Teil einer Patientendokumentation (Pflegebericht). Ein Originalexemplar dieses Formulars ist diesem Buch beigelegt.

Abbildung 7 — Beispiel einer ausgefüllten Checkliste zum Fall 1.

Abbildung 8	Beispiel eines ausgefüllten Pflegeblattes zur Erfassung der Probleme und Ressourcen des Patienten (Fall 1).
Abbildung 9	Beispiel für erstmalige Eintragungen von Pflegeproblemen, Pflegezielen und Pflegeplan in die Patientendokumentation für Fall 1, 15. Januar.
Abbildung 10	Pflegebericht zum Fall 1; erste Fassung, 17. Januar.
Abbildung 11	Erste Anpassung der Patientendokumentation (siehe Abbildung 9) nach der Erstellung des Pflegeberichts (Abbildung 10) zum Fall 1, 17. Januar. In Blau: Veränderungen gegenüber Abbildung 9. Die ophthalmologische Untersuchung ist am 16.1. dem Patienten erklärt worden, und er ist mit der Durchführung einverstanden. Das Ziel ist erreicht. Deshalb das entsprechende Stoppdatum in Pflegeziel und Pflegeplan.
Abbildung 12	Pflegebericht zum Fall 1; zweite Fassung, 18. Januar. Der Bericht über die durchgeführte Augenuntersuchung bedingt die Austragung im Pflegeplan. Die otologische Untersuchung ist dem Patienten erklärt worden, und er ist mit der Durchführung einverstanden. Das Ziel ist erreicht. Deshalb das entsprechende Stoppdatum in Pflegeziel und Pflegeplan.
Abbildung 13	Patientendokumentation zum Fall 1; zweite Anpassung, 18. Januar.
Abbildung 14	Pflegebericht zum Fall 1; dritte Fassung, 20. Januar. Dieser Eintrag bedingt ein Stoppdatum im Pflegeplan.
Abbildung 15	Patientendokumentation zum Fall 1; dritte Anpassung, 20. Januar.
Abbildung 16	Pflegebericht zum Fall 1; vierte Fassung, 22. Januar. Das Problem Sehbehinderung ist gelöst, das Ziel ist erreicht. Es sind keine Massnahmen mehr vorzunehmen. Deshalb die Stoppdaten in den Rubriken "Probleme und Ressourcen des Patienten", "Pflegeziele" und "Pflegeplan".

Abbildung 17	Patientendokumentation zum Fall 1; vierte Anpassung, 22. Januar.
Abbildung 18	Pflegebericht zum Fall 1; fünfte Fassung, 24. Januar. Damit sind die ersten zwei Teilziele: Stehen, Schritte machen, erreicht und werden in der Rubrik "Pflegeziele" gestoppt.
Abbildung 19	Patientendokumentation zum Fall 1; fünfte Anpassung, 24. Januar.
Abbildung 20	Pflegebericht zum Fall 1; sechste Fassung, 25. Januar. Durch den Hörapparat wird das alte Problem gelöst, ein neues entsteht. Deshalb Stoppdaten in den Rubriken "Probleme und Ressourcen des Patienten", "Pflegeziele" und "Pflegeplan" sowie entsprechende Neuformulierungen in allen Bereichen. Auch haben die allgemeinen Fortschritte des Patienten einen Einfluss auf seine Selbständigkeit in verschiedenen Bereichen. Deshalb kann im oberen Teil der Abbildung 21 eine entsprechende Anpassung gemacht werden.
Abbildung 21	Patientendokumentation zum Fall 1; sechste Anpassung, 25. Januar.
Abbildung 22	Pflegebericht zum Fall 1; siebte Fassung, 29. Januar. Es werden die Probleme, Ziele und Massnahmen in bezug auf die Gehfähigkeit gestoppt und neue, den Möglichkeiten des Patienten angepasste formuliert. Die Entlassung wird ins Auge gefasst, und zwar im Blick auf allfällig auftretende Probleme im Altersheim. Das Kreuz bei Ausscheidung im oberen Teil der Abbildung 23 kann in die Rubrik "Selbständig" übertragen werden.
Abbildung 23	Patientendokumentation zum Fall 1; siebte Anpassung, 29. Januar.
Abbildung 24	Pflegebericht zum Fall 1; achte Fassung, 2. Februar. Am 30. Januar hat die Schwester den Patienten über die Möglichkeiten, seine Mobilität selber zu erhalten und zu fördern, informiert. Deshalb im Pflegeplan das Stoppdatum. Am 2. Februar ist das Problem der Schwerhörigkeit gelöst, die Ziele sind erreicht, Massnahmen sind keine mehr erforderlich. Deshalb werden in allen drei Rubriken die Stoppdaten gesetzt.

Abbildung 25	Patientendokumentation zum Fall 1; achte Anpassung, 2. Februar.
Abbildung 26	Pflegebericht zum Fall 1; neunte Fassung, 4. bis 7. Februar. Dieser Fortschritt bedeutet die Erreichung eines Zieles; darum erfolgt das Stoppzeichen in der Rubrik "Pflegeziele".
Abbildung 27	Patientendokumentation zum Fall 1; neunte Anpassung, 4. bis 7. Februar.
Abbildung 28	Pflegebericht zum Fall 1; zehnte Fassung, 10. Februar. Das Verhalten des Patienten erlaubt einen Stopp im Pflegeplan.
Abbildung 29	Patientendokumentation zum Fall 1; zehnte Anpassung, 10. Februar.
Abbildung 30	Pflegebericht zum Fall 1; elfte Fassung, 15. Februar. Dieser Fortschritt löst das Gehproblem; das Ziel ist erreicht, deshalb Stoppdaten. Der Patient ist in bezug auf Mobilisation selbständig geworden. Deshalb kann im oberen Teil der Abbildung 31 eine entsprechende Anpassung gemacht werden.
Abbildung 31	Patientendokumentation zum Fall 1; elfte Anpassung, 15. Februar.
Abbildung 32	Pflegebericht zum Fall 1; zwölfte Fassung, 16. Februar. Dieser Tatsache folgen ein Stopp im Pflegeplan, ebenfalls ein Stopp in der Rubrik "Pflegeziele" und eine neue Formulierung der Ziele und der Planung.
Abbildung 33	Patientendokumentation zum Fall 1; zwölfte Anpassung, 16. Februar.
Abbildung 34	Pflegebericht zum Fall 1; dreizehnte Fassung, 23. Februar. Alle Ziele sind hiermit erreicht und werden unter "Problemen", "Zielen" und "Massnahmen" ausgetragen.

Weitere 'ROCOM'-Bücher

Patientenzentrierte Krankenpflege

Ihr Einsatz: mehr als Pflegen
Patientenorientierte Krankenpflege. 6. Auflage, 1980, 105 Seiten, Taschenbuch.

Betreuung Sterbender
Beiträge zur Begleitung Sterbender im Krankenhaus. Herausgegeben von E.A. Herzig, Basel. 2. Auflage, 1978, 124 Seiten, 16x23,5 cm, broschiert, laminiert.

Der schwierige? Patient
Erlebnisberichte. Herausgegeben von W. Schneider, Basel. 1978, 112 Seiten, 16x23,5 cm, broschiert, laminiert.

Intensivpflege

Herzrhythmusstörungen - Arbeitsbuch
Einführung in die EKG-unterstützte Intensivpflege. Herausgegeben von E.A. Herzig, Basel, unter Mitarbeit von Dr. med. B. Horisberger, St. Gallen, und P.M. Richter, Basel. 1976, 280 Seiten, zahlreiche Abbildungen und EKG-Streifen. Fragen und Lernkontrollen mit Lückentext, 21x29,7 cm, broschiert, laminiert.

EKG-Uebungen
Erkennen von Störungen der Herzaktion. Medical Consultants: H.J.C. Swan, M.D., Ph.D., F.R.C.P., Los Angeles, USA; Howard N. Allen, M.D., Los Angeles, USA. 2., überarbeitete Auflage 1976, 302 Seiten, 93 EKG-Streifen in 13 Uebungsgruppen, 21x29,7 cm, broschiert, laminiert.

Das Thoraxbild bei Intensivpatienten
Einführung und Uebungen zur Beurteilung von Röntgenbildern. Dr. B. Horisberger, St. Gallen, und Dr. D. Huber, St. Gallen. 1979, 142 Seiten, 55 Röntgenbilder, Lösungsteil, Ringbuch, kartoniert.

Diagnostik

Tabulae exanthematicae

Diagnose von Hautkrankheiten. Prof. Dr. med. R. Schuppli, Basel. 1978, 73 Seiten, 141 farbige Abbildungen, 16x23,5 cm, gebunden, laminiert.

Tabulae haematologicae

Einblicke in die Vielfalt der Hämatologie. Dr. med. G.F. Riedler, Luzern; und Dr. med. R. Zingg, Basel. 2., unveränderte Auflage, 1978, 180 Seiten, 60 Abbildungen, davon 57 mehrfarbig, 11 Tabellen, 16x23,5 cm, gebunden, laminiert.

Urin unter dem Mikroskop

Ueberblick über Bestandteile des Harnsedimentes. Deutsche Bearbeitung: Dr. med. W. Auwärter und Dr. med. E. Köttgen, Freiburg i.Br. 2. Auflage, 1978, 104 Seiten, über 200 farbige Abbildungen, 16x23,5 cm, gebunden, laminiert.

Pädagogik

Beiträge zum Unterricht

Hinweise, Ueberlegungen, Lektionsbeispiele für Lehrende an Schulen und Krankenhäusern. Herausgegeben von W. Schneider, Basel. 1977, 139 Seiten, 16x23,5 cm, broschiert, laminiert.

Radiologie

Röntgen-Einstelltechnik

Magdalena Jungbauer, Basel. 1979, 5 Taschenbüchlein zu je 60 Seiten mit 30 Abbildungen, broschiert, laminiert.

Band 1: Obere Extremitäten.
Band 2: Untere Extremitäten.
Band 3: Schultergürtel, Halswirbelsäule.
Band 4: Brust- und Lendenwirbelsäule, Becken.
Band 5: Schädel.

Pharmakologie

Wechselwirkungen von Arzneimitteln
Dr. med. C. Zaeslein, Basel. 1979, etwa 50 Tabellen auf 100 Seiten, 17x16 cm, Taschenbuchformat.

'ROCOM'-Hilfsmittel für einen modernen Pflegeunterricht

Strahlenschutz
Grundlagen und Praxis des Strahlenschutzes bei der röntgenologischen Untersuchung. Prof. Dr. H. Lüthy, Basel. 1980, 79 Diapositive, 12 Folien, 69 Seiten Begleittext.

Dekubitus
Ein Lehr- und Lernprogramm über Ursachen der Entstehung sowie Prophylaxe und Behandlung der Dekubitalulzera. Dr. P. Hufschmid, Bern; Dr. H. Suter, Bern; Sr. H. Willimann, Bern. 1980, 84 Diapositive, 17 Folien, 2 Tonbandkassetten, 63 Seiten Begleittext.

Sterben und Tod
Ein Unterrichtsmittel zur Begleitung Sterbender. E.A. Herzig, Basel. 1980, 24 Diapositive, 17 Folien, 3 Tonbandkassetten, 160 Seiten Begleittext.

Verlangen Sie die ausführliche Liste! Zurzeit 16 Unterrichtsmittel und 19 Diasammlungen lieferbar.

Bezugsquelle:
F. Hoffmann-La Roche & Co. AG
'ROCOM'
Grenzacherstrasse 124
CH-4002 Basel

Legenden zu den Abbildungen

Abbildung 1 — Beispiel für ein Patientendokumentationsblatt (medizinischer Teil).

Abbildung 2 — Beispiel einer Checkliste zur Informationssammlung. Die oben aufgeführten Bereiche sollen nach folgenden Kriterien eingeschätzt werden:
1. Grad der Selbständigkeit: 1 = selbständig, 2 = teilweise hilfsbedürftig, 3 = vollständig hilfsbedürftig.
2. Bisherige Lebensgewohnheiten, vorhandene Fähigkeiten und Möglichkeiten (Ressourcen) von Patient und Angehörigen, die für die Lösung der Probleme von Bedeutung sein können, bisherige Anpassungsversuche an Veränderungen.
3. Bedeutung des Zustandes für Patient und Angehörige im gegenwärtigen Zeitpunkt und Lebensabschnitt des Patienten. Entsprechende Erwartungen.

Abbildung 3 — Beispiel für ein ausgefülltes Formular zur Erfassung der Probleme und Ressourcen eines Patienten: 46jähriger Mann, Familienvater, zwei schulpflichtige Kinder, Hobbysportler, erneut hospitalisiert wegen Lungenembolie, acht Tage nach problemloser Meniskusoperation.

Abbildung 4 — Beispiel für den medizinischen Teil einer Patientendokumentation.

Abbildung 5 — Beispiel für den pflegerischen Teil einer Patientendokumentation (Probleme und Ressourcen des Patienten, Pflegeziele sowie Pflegeplan). Ein Originalexemplar dieses Formulars ist diesem Buch beigelegt.

Abbildung 6 — Beispiel für den pflegerischen Teil einer Patientendokumentation (Pflegebericht). Ein Originalexemplar dieses Formulars ist diesem Buch beigelegt.

Abbildung 7 — Beispiel einer ausgefüllten Checkliste zum Fall 1.

Abbildung 8 — Beispiel eines ausgefüllten Pflegeblattes zur Erfassung der Probleme und Ressourcen des Patienten (Fall 1).

Abbildung 9 — Beispiel für erstmalige Eintragungen von Pflegeproblemen, Pflegezielen und Pflegeplan in die Patientendokumentation für Fall 1, 15. Januar.

Abbildung 10 — Pflegebericht zum Fall 1; erste Fassung, 17. Januar.

Abbildung 11 — Erste Anpassung der Patientendokumentation (siehe Abbildung 9) nach der Erstellung des Pflegeberichts (Abbildung 10) zum Fall 1, 17. Januar. In Blau: Veränderungen gegenüber Abbildung 9.
Die ophthalmologische Untersuchung ist am 16.1. dem Patienten erklärt worden, und er ist mit der Durchführung einverstanden.
Das Ziel ist erreicht. Deshalb das entsprechende Stoppdatum in Pflegeziel und Pflegeplan.

Abbildung 12 — Pflegebericht zum Fall 1; zweite Fassung, 18. Januar.
Der Bericht über die durchgeführte Augenuntersuchung bedingt die Austragung im Pflegeplan.
Die otologische Untersuchung ist dem Patienten erklärt worden, und er ist mit der Durchführung einverstanden.
Das Ziel ist erreicht. Deshalb das entsprechende Stoppdatum in Pflegeziel und Pflegeplan.

Abbildung 13 — Patientendokumentation zum Fall 1; zweite Anpassung, 18. Januar.

Abbildung 14 — Pflegebericht zum Fall 1; dritte Fassung, 20. Januar.
Dieser Eintrag bedingt ein Stoppdatum im Pflegeplan.

Abbildung 15 — Patientendokumentation zum Fall 1; dritte Anpassung, 20. Januar.

Abbildung 16 — Pflegebericht zum Fall 1; vierte Fassung, 22. Januar.
Das Problem Sehbehinderung ist gelöst, das Ziel ist erreicht. Es sind keine Massnahmen mehr vorzunehmen. Deshalb die Stoppdaten in den Rubriken "Probleme und Ressourcen des Patienten", "Pflegeziele" und "Pflegeplan".

Abbildung 17 — Patientendokumentation zum Fall 1; vierte Anpassung, 22. Januar.

Abbildung 18 — Pflegebericht zum Fall 1; fünfte Fassung, 24. Januar.
Damit sind die ersten zwei Teilziele: Stehen, Schritte machen, erreicht und werden in der Rubrik "Pflegeziele" gestoppt.

Abbildung 19 — Patientendokumentation zum Fall 1; fünfte Anpassung, 24. Januar.

Abbildung 20 — Pflegebericht zum Fall 1; sechste Fassung, 25. Januar.
Durch den Hörapparat wird das alte Problem gelöst, ein neues entsteht. Deshalb Stoppdaten in den Rubriken "Probleme und Ressourcen des Patienten", "Pflegeziele" und "Pflegeplan" sowie entsprechende Neuformulierungen in allen Bereichen. Auch haben die allgemeinen Fortschritte des Patienten einen Einfluss auf seine Selbständigkeit in verschiedenen Bereichen. Deshalb kann im oberen Teil der Abbildung 21 eine entsprechende Anpassung gemacht werden.

Abbildung 21 — Patientendokumentation zum Fall 1; sechste Anpassung, 25. Januar.

Abbildung 22 — Pflegebericht zum Fall 1; siebte Fassung, 29. Januar.
Es werden die Probleme, Ziele und Massnahmen in bezug auf die Gehfähigkeit gestoppt und neue, den Möglichkeiten des Patienten angepasste formuliert. Die Entlassung wird ins Auge gefasst, und zwar im Blick auf allfällig auftretende Probleme im Altersheim. Das Kreuz bei Ausscheidung im oberen Teil der Abbildung 23 kann in die Rubrik "Selbständig" übertragen werden.

Abbildung 23 — Patientendokumentation zum Fall 1; siebte Anpassung, 29. Januar.

Abbildung 24 — Pflegebericht zum Fall 1; achte Fassung, 2. Februar.
Am 30. Januar hat die Schwester den Patienten über die Möglichkeiten, seine Mobilität selber zu erhalten und zu fördern, informiert. Deshalb im Pflegeplan das Stoppdatum.
Am 2. Februar ist das Problem der Schwerhörigkeit gelöst, die Ziele sind erreicht, Massnahmen sind keine mehr erforderlich. Deshalb werden in allen drei Rubriken die Stoppdaten gesetzt.

Abbildung 25 — Patientendokumentation zum Fall 1; achte Anpassung, 2. Februar.

Abbildung 26 — Pflegebericht zum Fall 1; neunte Fassung, 4. bis 7. Februar.
Dieser Fortschritt bedeutet die Erreichung eines Zieles; darum erfolgt das Stoppzeichen in der Rubrik "Pflegeziele".

Abbildung 27 — Patientendokumentation zum Fall 1; neunte Anpassung, 4. bis 7. Februar.

Abbildung 28 — Pflegebericht zum Fall 1; zehnte Fassung, 10. Februar.
Das Verhalten des Patienten erlaubt einen Stopp im Pflegeplan.

Abbildung 29 — Patientendokumentation zum Fall 1; zehnte Anpassung, 10. Februar.

Abbildung 30 — Pflegebericht zum Fall 1; elfte Fassung, 15. Februar.
Dieser Fortschritt löst das Gehproblem; das Ziel ist erreicht, deshalb Stoppdaten. Der Patient ist in bezug auf Mobilisation selbständig geworden. Deshalb kann im oberen Teil der Abbildung 31 eine entsprechende Anpassung gemacht werden.

Abbildung 31 — Patientendokumentation zum Fall 1; elfte Anpassung, 15. Februar.

Abbildung 32 — Pflegebericht zum Fall 1; zwölfte Fassung, 16. Februar.
Dieser Tatsache folgen ein Stopp im Pflegeplan, ebenfalls ein Stopp in der Rubrik "Pflegeziele" und eine neue Formulierung der Ziele und der Planung.

Abbildung 33 — Patientendokumentation zum Fall 1; zwölfte Anpassung, 16. Februar.

Abbildung 34 — Pflegebericht zum Fall 1; dreizehnte Fassung, 23. Februar.
Alle Ziele sind hiermit erreicht und werden unter "Problemen", "Zielen" und "Massnahmen" ausgetragen.